TRAITEMENT

DE LA

DILATATION STOMACALE

PAR LE LAVAGE

PAR

Joseph LAFAGE

Docteur en médecine de la Faculté de Paris.

PARIS

A. PARENT, IMPRIMEUR DE LA FACULTÉ DE MÉDECINE

A. DAVY, successeur

31, RUE MONSIEUR-LE-PRINCE, 31

1881

TRAITEMENT

DE LA DILATATION STOMACALE

PAR LE LAVAGE

TRAITEMENT

DE LA

DILATATION STOMACALE

PAR LE LAVAGE

PAR

Joseph LAFAGE

Docteur en médecine de la Faculté de Paris.

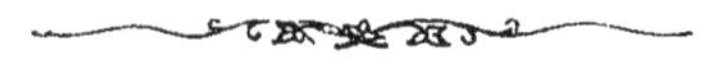

PARIS

A. PARENT, IMPRIMEUR DE LA FACULTÉ DE MÉDECINE

A. DAVY, successeur

31, RUE MONSIEUR-LE-PRINCE, 31

—

1881

TRAITEMENT

DE LA DILATATION STOMACALE

PAR LE LAVAGE

INTRODUCTION.

La thérapeutique des maladies de l'estomac est entrée depuis quelque temps dans une voie nouvelle.

Küssmaul, frappé de l'inefficacité des médicaments employés pour le traitement de ces maladies, et surtout de la dilatation stomacale, leur appliqua, le premier (1867), la méthode du lavage et bientôt en formula les règles.

Mais les appareils dont il se servait n'étaient pas sans inconvénients.

Faucher, en France, en même temps que Hauer, en Allemagne, substitua à la sonde rigide employée jusqu'alors un tube flexible qui échappe aux reproches que l'on faisait avec juste raison à celle-ci.

Notre excellent maître, M. le Dr Dujardin-Beaumetz, à qui nous ne saurions trop exprimer toute notre reconnaissance pour la bienveillance qu'il nous a toujours témoignée, séduit par les avantages de cette innovation, a bien voulu attirer notre attention sur ce point. Nous avons été frappé des résultats rapides et durables obtenus par cette méthode, alors que tous les traitements employés en pareil cas avaient déjà échoué. Aussi, en présence de ces faits, du maniement facile de l'appareil et de l'innocuité du traitement pour le malade, nous avons songé à réunir les observations qu'il nous a été donné de recueillir dans le service de M. le Dr Dujardin-Beaumetz, pour en faire le sujet de notre thèse inaugurale.

Les cas dans lesquels l'usage de ce procédé rend de réels services sont si nombreux que nous avons dû restreindre notre sujet et nous occuper spécialement du traitement de la dilatation de l'estomac.

Nous nous contenterons d'exposer rapidement l'historique, les causes, les symptômes et le diagnostic de cette affection, nous proposant d'insister d'une façon toute particulière sur son traitement.

Ce qui constitue le point intéressant de notre travail c'est l'application d'une méthode pour ainsi dire nouvelle, grâce à l'heureuse innovation de Faucher, au traitement d'une maladie contre laquelle on était le plus souvent impuissant.

Nous nous estimerons heureux, si les faits, consciencieusement observés que nous rapportons ici, contribuent, pour une part aussi faible qu'elle soit, à l'établissement définitif de cette méthode dont nous avons obtenu de bons résultats.

HISTORIQUE.

Boerhaave conseillait d'injecter des liquides dans l'estomac au moyen d'une sonde œsophagienne, sans parler de l'extraction de ces liquides. C'est un Français, Casimir

Renault qui, le premier, a employé la déplétion mécanique de l'estomac dans les cas d'empoisonnement (1802). Voici ce qu'il dit à ce sujet : « Je ne sache pas qu'il soit venu à l'esprit de personne de vider l'estomac mécaniquement et sans le secours d'aucune force vitale ; cependant rien n'était plus facile à imaginer, car les mêmes instruments, mis en usage pour le remplir, peuvent servir à le désemplir (1). »

Plus tard, de nombreuses expériences furent faites à peu près à la même époque par *Dupuytren* et par un médecin anglais, *Edwars Jukes*.

C'est à Küssmaul que revient l'honneur d'avoir appliqué sérieusement cette méthode au traitement des maladies chroniques de l'estomac.

Au mois de septembre 1867, *à la réunion des natura- listes, et médecins allemands, à Francfort-sur-Mein*, il posa les premières règles du lavage de l'estomac, opération qui obtint de suite une grande vogue en Allemagne.

Il se servait d'une sonde œsophagienne à laquelle il adaptait une pompe aspirante et foulante qui permettait d'introduire des liquides dans la cavité de l'estomac et de les en retirer. Pendant longtemps, et jusque dans ces der- nières années, cette méthode a été seule employée.

Polz a bien imaginé de supprimer la seringue et d'utiliser la théorie du siphon. Pour cela, il ajoutait à la sonde œso- phagienne un tube mou de caoutchouc, renouvelant ainsi une tentative faite en France (1837) par Lafargue (2).

Cette méthode avait donné de bons résultats ; mais cependant elle n'était pas sans inconvénients, et en Alle- magne, où le procédé de Küssmaul s'était généralisé, on

(1) Casimir Renault. Essai sur les contre-poisons de l'arsenic. Thèse, Paris, an X, n° 39.

(2) Lafargue. De la déplétion mécanique de l'estomac au moyen de la pompe stomacale.

avait eu à noter certains accidents provenant de l'introduction de cette sonde œsophagienne dure et rigide, d'une part, et de l'autre de l'aspiration qui pouvait léser la muqueuse stomacale en l'entraînant dans les orifices de la sonde. Mais le perfectionnement ingénieux qu'a introduit M. Faucher dans le manuel opératoire, ayant enlevé tout danger à ce procédé, on comprend que la méthode, bonne en elle-même, devait aisément se généraliser.

Au mois de novembre 1879, Faucher, interne des hôpitaux, présentait à l'Académie de médecine, sous le nom de *siphon stomacal*, un appareil qui permettait de faire avec une extrême facilité le lavage de l'estomac.

En même temps que *Faucher*, un Allemand, *Hauer*, apportait la même modification aux appareils jusqu'alors usités.

Aujourd'hui un certain nombre d'appareils sont employés pour le lavage de l'estomac. Nous allons les décrire successivement et en donner le dessin.

Pompe gastrique de M. Collin.

Cette pompe gastrique est en caoutchouc durci.

Le corps de pompe est monté sur un robinet à double

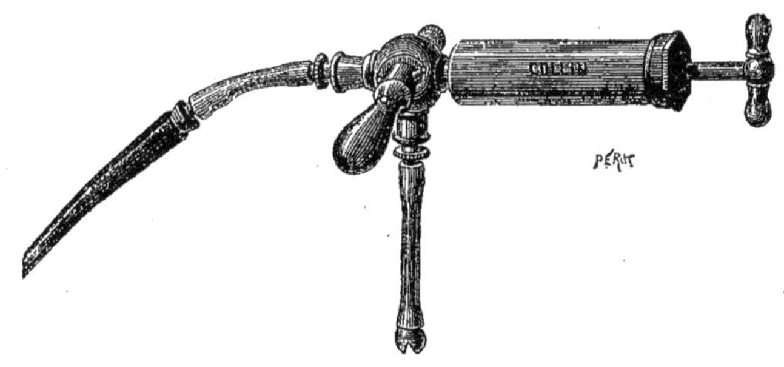

effet dont la clef est formée par un manche arrrondi. L'une des embouchures du robinet est dans l'axe de la pompe, et l'autre perpendiculaire.

A la première embouchure s'adapte le tube de caoutchouc anglais qui met en communication la sonde et la pompe, à la seconde un tube de même matière muni à son extrémité flottante d'un anneau de plomb.

Un petit bâton d'ivoire fixé dans le col du manche sert à la manœuvre du robinet. Est-il horizontal, le corps de pompe est en communication avec l'estomac; est-il vertical, cette communication est interrompue et le corps de pompe communique avec le tube à anneau de plomb.

Ainsi, par un mouvement de rotation du manche, ne dépassant pas un quart de cercle, on ouvre ou l'on ferme l'une ou l'autre voie.

La pompe gastrique de M. Collin, grand modèle, peut contenir environ 100 grammes d'eau.

La pompe étant fixée à un tube de caoutchouc préalablement introduit dans l'estomac et le tube à anneau de plomb introduit dans un vase plein d'eau, on saisit le manche de la main gauche et le piston de la droite.

Le bâton d'ivoire est perpendiculaire. On tire lentement sur le piston et le corps de pompe se remplit d'eau.

Alors, ramenant le bâton d'ivoire à la position horizontale on pousse le piston qui chasse l'eau dans l'estomac.

Le bâton d'ivoire restant dans la position horizontale, si l'on tire lentement sur le piston, le corps de pompe se remplira des matières contenues dans l'estomac. Pour les chasser au dehors, on poussera le piston après avoir ramené l'index d'ivoire à la position verticale.

Siphon stomacal de M. Faucher.

Le siphon stomacal se compose d'un tube de caoutchouc anglais, long de 1 m. 50, de 8 à 12 mm. de diamètre extérieur et d'un entonnoir en verre ou en métal.

L'une des extrémités, celle qui doit pénétrer dans l'estomac, est percée d'un œil latéral, de façon à présenter deux orifices.

A l'autre extrémité sera adapté l'entonnoir.

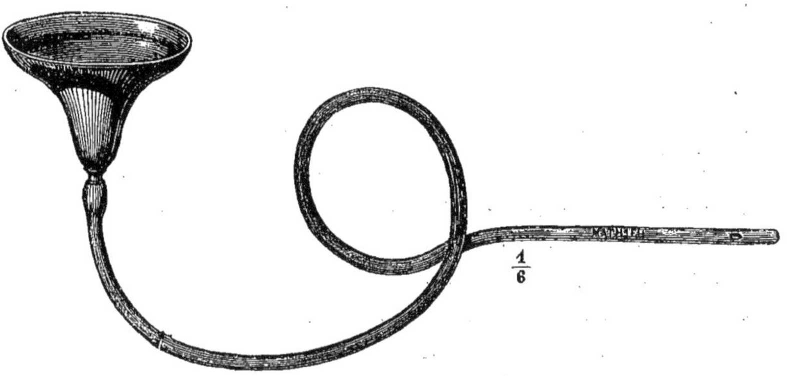

Le tube étant introduit dans l'estomac jusqu'à un trait marqué à 45 cm. environ de son extrémité, on verse une certaine quantité d'eau dans l'entonnoir, et pour amorcer le siphon, on n'a qu'à baisser rapidement cet entonnoir pendant qu'il renferme encore une certaine quantité de liquide.

Appareil de M. Debove.

M. le Dr Debove présentait le 25 février 1881 à la Société médicale des hôpitaux un appareil destiné aux lavages de l'estomac.

Nous reproduisons textuellement la description faite par M. Debove lui-même.

« Cet appareil se compose d'un tube ou sonde œsophagienne en caoutchouc, glissant sur un mandrin de forme spéciale. (Pour faciliter le glissement, l'enduire de vaseline ou simplement de sirop.)

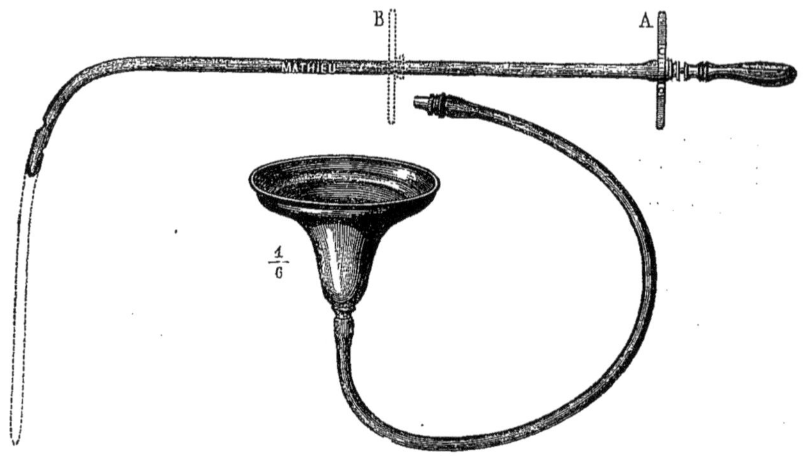

« On l'introduit d'emblée dans le pharynx en arrière du larynx ; cette introduction est faite en raison de la courbure de l'instrument, et sa rigidité, d'autre part, permet de vaincre le spasme du pharynx provoqué par la présence de ce corps étranger.

« Ainsi se trouve franchi le point difficile ; il suffit alors de maintenir le mandrin immobile, tandis qu'on fait glisser sur lui comme sur un conducteur le tube de caoutchouc qui, cheminant dans l'œsophage, arrive sans résistance dans l'estomac.

« A ce moment on retire le mandrin et on ajoute au premier tube un second tube muni à l'une de ses extrémités d'un ajutage, à l'autre d'un entonnoir, et destiné à donner à l'appareil une longueur suffisante pour que l'opération du siphonage de l'estomac puisse s'exécuter facilement. »

Sonde à double courant de M. le Dr Audhoui.

« Cette sonde, dit M. le Dr Audhoui (1), est formée de deux tubes de caoutchouc anglais de calibre inégal, l'un grand, l'autre petit, joints ensemble dans la partie qui doit pénétrer jusqu'à l'estomac, isolés dans la partie qui doit rester au dehors. Cette disposition donne à la sonde la forme d'un Y.

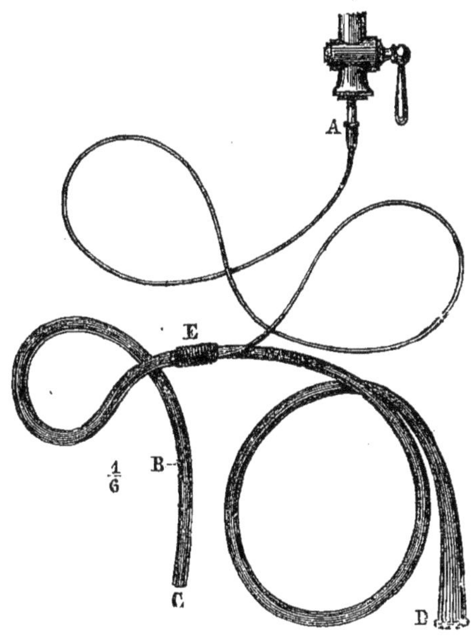

« La longueur totale de la sonde est de 1 m. 45. La longueur de la partie soudée de 0 m. 60. Enfin, le petit tube ne va pas du côté stomacal jusqu'au bout de la sonde ; il

(1) Journal la Thérapeutique contemporaine, n° 38 (21 septembre 1881).

s'ouvre par un orifice latéral à 12 centimètres de cette extrémité.

« Le calibre du gros tube représente le n° 29 de la filière de Charrière (9 mm. 2/3). Son diamètre intérieur est de 6 mm. Le calibre du petit tube représente le n° 15 de cette filière (5 mm.). Son diamètre intérieur est de 3 millim.

« L'orifice stomacal du petit tube a 5 mm. de long sur 2 mm. de large. De son côté, le gros tube présente trois ouvertures : celle de l'extrémité et deux latérales. Ces dernières, ovales, ont 1 centim. de longueur sur 5 mm. de largeur.

« *Du jeu de cette sonde.* — Pour faire jouer l'appareil, on introduit la sonde à la manière ordinaire et l'on fixe le conduit sur un réservoir capable de donner une grande masse d'eau sous une pression suffisante. La longue branche du siphon tombe dans un bassin placé à côté du sujet.

« L'appareil étant disposé de la sorte, on ouvre le robinet du réservoir. L'eau jaillit dans l'estomac et s'y accumule.

« Un effort léger, une secousse de toux amorcent le siphon, et le courant, une fois établi, peut durer en quelque sorte indéfiniment. »

Avant de terminer ce chapitre et après avoir passé en revue les appareils employés jusqu'à ce jour, nous dirons quelques mots de l'histoire de la dilatation stomacale elle-même.

La dilatation de l'estomac, en tant que maladie spéciale, est peu connue : les auteurs anciens semblent l'avoir complètement ignorée. Cependant Hippocrate paraît y faire allusion en disant que les aliments restent quelquefois trop longtemps dans l'estomac et qu'ils y donnent lieu, dans ce cas, à une production exagérée de gaz.

Franz Penzoldt, dans une étude clinique sur la dilatation de l'estomac, dit : « Depuis le xvi° siècle, la dilatation
« de l'estomac commence à être connue. *Fabrice d'Aqua-*
« *pendente*, *Spigelius*, *Riolan*, disent que l'estomac peut
« être considérablement dilaté par un excès d'aliments et
« ils citent à l'appui des cas qu'ils ont observés. »

Depuis, un grand nombre d'auteurs se sont occupés de
cette question. *Penzoldt* cite leurs noms par ordre de
date (1).

Mais aucun de ces auteurs ne fait allusion au traitement
de cette affection.

C'est encore Küssmaul (2) qui eut le premier l'idée ingé-
nieuse, dans les cas de dilatation de l'estomac, de retirer à
l'aide de la pompe les liquides contenus dans la cavité de cet
organe ; mais comme ces liquides ont une tendance à se
renouveler sans cesse, il songea à modifier la muqueuse
par l'emploi de l'eau de Vichy, dont une certaine partie
la plus faible, restait dans l'estomac pour continuer son effet. Il a publié un grand nombre d'observations qui montrent les bons effets de cette méthode.

En France, M. le professeur Germain Sée fut un des premiers à appliquer le procédé de Küssmaul au traitement de
la dilatation de l'estomac. De son côté, Leven rapporte
certains cas dans lesquels ce procédé lui a donné de
bons résultats. Cette méthode fut à peu près abandonnée
en France à la suite de quelques accidents produits par
l'emploi de la sonde rigide jusqu'au moment où Faucher remplaça cette sonde par le tube mou. A partir de

(1) Die Magenerweiterung, eine Klinische Studie (La dilatation de
l'estomac, étude clinique), par Franz Penzoldt. (Br. Erlangen, 1875.
Besold, éd.) Revue des sciences médicales, t. VII. p. 137.

(2) Küssmaul. Traitement de la dilatation de l'estomac au moyen
de la pompe (Arch. gén. de méd., 6° série, 1870, t. XV, p. 445).

cette époque, la pratique du lavage se généralisa rapidement dans les hôpitaux.

MM. Dujardin-Beaumetz, Bucquoy, Constantin Paul ont fait à ce sujet des communications intéressantes à la Société de thérapeutique.

CAUSES.

Les causes de la dilatation de l'estomac peuvent se diviser en trois classes principales :

1° Dilatation par excès d'aliments ;

2° Dilatation par défaut de tonicité et de contractilité de la couche musculaire de l'estomac (Atonie et paralysie de cette couche);

3° Dilatation d'ordre purement mécanique.

Première classe. — La dilatation des gros mangeurs est un fait incontestable qui a été signalé par plusieurs auteurs.

Riolan (Enchirid. anat. et path., lib. II, p. 125) dit que l'estomac peut être dilaté par un excès d'aliments.

L'habitude de prendre des aliments en trop grande quantité produit une distension continuelle et exagérée de l'estomac qui, ainsi distendu, perd sa tonicité musculaire (1).

Le professeur Lasègue dit aussi dans son introduction au *Traité des maladies de l'estomac*, de *Brinton*, que l'ingestion en excès de substances inoffensives amène la distension de l'estomac.

Nous citerons comme faits à l'appui les dilatations énormes de l'estomac que l'on observe chez les Groënlandais et les Esquimaux, qui ingèrent en une seule fois des quantités considérables d'aliments.

(1) Trousseau. Clinique médicale de l'Hôtel-Dieu.

C'est aussi ce qui a été observé chez les nègres mangeurs de terre.

Deuxième classe. — Nous nous contenterons d'énumérer les causes qui peuvent rentrer dans cette classe. Parmi les plus importantes, nous citerons : l'*inflammation.*

Toutes les fois que la muqueuse de l'estomac se trouvera enflammée pour une raison quelconque et que cette inflammation aura des tendances à passer à l'état chronique, elle se propagera à la couche musculeuse. Nous citerons comme pouvant amener cette inflammation les aliments irritants et surtout l'alcool (gastrite chronique des buveurs).

Brinton décrit cette forme de dilatation sous le nom de *linite plastique des buveurs.* Il l'attribue à la paralysie de la tunique musculaire, consécutive à l'infiltration générale du tissu conjonctif.

Les troubles de l'innervation (hystérie) peuvent produire la dilatation de l'estomac. Nous rapportons ici l'opinion de M. le Dr Dujardin-Beaumetz. Il dit « que l'on peut trouver l'explication de l'action bienfaisante du lavage dans la dilatation que l'on observe chez les hystériques, dans les faits suivants. A la névrose de l'estomac succède une modification matérielle de la muqueuse et bientôt de la couche musculeuse. De même que l'on voit les paralysies hystériques de longue durée s'accompagner d'altérations matérielles des nerfs et des muscles, de même aussi, aux simples troubles fonctionnels des couches muqueuse et musculeuse de l'estomac s'ajoutent des altérations plus profondes.»

Les troubles fonctionnels consécutifs aux dyspepsies et en particulier à la dyspepsie flatulente.

Cette dernière forme de dyspepsie se traduit par une atonie de la couche musculaire qui, par suite de sa faiblesse, ne peut résister à l'expansion des gaz qui se produisent dans l'estomac. Au bout d'un certain temps, sa tunique musculaire paralysée ne peut accomplir que des contractions incomplètes : elle se laisse distendre de plus en plus et bientôt la dilatation est établie.

Troisième classe. — Dilatations d'ordre mécanique.

Cette classe comprend les causes les plus fréquentes de la dilatation de l'estomac, qui est produite, dans ce cas, par un cancer, des ulcérations siégeant au niveau du pylore ou des brides cicatricielles consécutives à ces ulcérations.

L'existence de toute tumeur qui, par son siège et son volume, viendrait exercer une compression au niveau de l'orifice pylorique amènerait, aussi la dilatation de l'estomac.

Dans ces cas, le mécanisme qui la produit s'explique de lui-même.

Noussignalerons, avant de terminer ce court exposé des causes de la dilatation, certaines d'entre elles. fort intéressantes, mais dont on possède peu d'observations.

Duplay rapporte, dans les *Archives de médecine* (1833), cartains cas de dilatation simple consécutive à une atrophie de la couche musculaire.

On a donné le nom, et Penzold en particulier, de *dilatation congénitale* à certaines formes de dilatations de l'estomac observées chez les enfants et qu'on ne pouvait attribuer à aucune autre cause.

Nous nous bornerons à citer cette opinion sans la discuter.

Lafage.   2

Enfin, Hilton Fagge (1) décrit sous le nom de dilatation aiguë de l'estomac une dilatation passagère qui serait produite par un repas trop copieux, ou un coup violent porté au niveau de la région stomacale.

SYMPTOMES.

Avant d'entrer dans l'étude de la symptomatologie, nous croyons intéressant de retracer le portrait que fait *Brinton* du malade atteint de dilatation de l'estomac.

« La physionomie du malade, dit-il, est tellement caractéristique qu'elle permet de faire le diagnostic au premier coup d'œil. Je ne tenterai pas de décrire ici par des mots cette figure amincie, anguleuse, amaigrie et ce teint spécial qui différencie pour l'observateur cette maladie de toutes les autres formes d'émaciations. Cependant, je dois faire observer que, dans le cas qui nous occupe, il semble que l'atrophie musculaire de la face soit hors de proportion avec les pertes subies par le tissu graisseux de cette région. »

Les débuts de la dilatation de l'estomac sont ordinairement très obscurs. Comme elle est le plus souvent concomitante d'une autre affection, les symptômes que l'on observe peuvent se rattacher à cette dernière ; aussi ne décrirons-nous que l'ensemble des signes de la dilatation confirmée.

Signes physiques. — A l'examen du malade, nous observons un gonflement notable de la région stomacale. L'estomac distendu par les gaz et les liquides se dessine au-

(1) Hilton Fagge. Sur la dilatation aiguë de l'estomac. (Guy ; Hospital reports, 3e série, t. XVIII, p. 1). In Revue des sciences médicales, 1873, t. II, p. 143.

dessous des parois de l'abdomen qui s'appliquent exactement sur les organes sous-jacents.

On peut, dans certains cas, reconnaître, aux mouvements péristaltiques, lents et énergiques que l'on aperçoit, la nature et le siège de la lésion ; mais les cas d'une pareille netteté sont rares : aussi devons-nous avoir recours aux autres moyens d'investigation.

A la *palpation*, on sent une sorte de résistance élastique comme celle d'un coussin à air.

Les parois abdominales amincies permettent quelquefois d'apprécier les contours de l'estomac et de juger ainsi de son degré de distension. La *pression* exercée par les mains est quelquefois douloureuse.

A la *percussion*, élasticité sous le doigt, sonorité exagérée dans toute la région épigastrique distendue par les gaz. Cette sonorité est particulièrement prononcée dans l'hypochondre gauche. On trouve de la matité dans les parties déclives ; cette matité varie suivant la position que l'on fait prendre au malade. La percussion nous donnera aussi un signe d'une valeur incontestable, la *fluctuation*.

Si, l'oreille appliquée sur l'estomac dilaté par des liquides et des gaz, l'on imprime au malade un mouvement brusque, on percevra un bruit caractéristique de *glou-glou* ou de *clapotement*. Les auteurs accordent à ce signe, que l'on ne retrouve guère que dans la dilatation de l'estomac, une très grande valeur.

En faisant boire au malade un liquide quelconque, on peut entendre un bruit spécial qu'il nous est difficile de caractériser ; et si ce liquide est une eau gazeuse, on constatera en même temps une expansion des parois de l'estomac.

M. le Dr Beaumetz, dans ses leçons de clinique thérapeutique, appelle l'attention sur un point qui n'a pas été indiqué par les auteurs. C'est le bruit de tintement métallique entendu dans certains cas de distension extrême de l'estomac et qui peut faire croire à la possibilité d'un pneumothorax. « Si vous examinez, dit-il, attentivement votre malade, vous constaterez que ce bruit correspond aux battements du cœur et qu'il résulte du choc du cœur contre le diaphragme soulevé par l'estomac dilaté et de la transmission de ce bruit à la cavité pleine du gaz formé par la distension de l'estomac (1). »

Troubles fonctionnels. — Ordinairement le malade ressent pendant la digestion une sensation de lourdeur, de plénitude de l'estomac, il éprouve, pendant plusieurs heures, une torpeur et un malaise général qui indiquent une digestion laborieuse.

Les contractions stomacales sont convulsives, elles s'accompagnent de nausées, de régurgitations liquides et de quelques régurgitations alimentaires.

La bouche est sèche, la soif intense. Le malade éprouve des brûlures dans l'estomac, des borborygmes ; il est atteint de céphalalgie, de bourdonnements d'oreilles et souvent de vertiges.

Le ventre est ballonné, la constipation habituelle, la quantité d'urine rendue dans les vingt-quatre heures diminuée.

L'estomac renferme d'abord peu de liquide ; c'est le soir surtout qu'on pourra constater sa présence. Plus tard, ce liquide se produisant en dehors de tout travail digestif, l'estomac renfermera toujours de l'eau, et c'est à partir de ce moment que les vomissements commenceront.

Espacés au début, n'apparaissant que tous les huit ou quinze jours, ils se produiront peu à peu tous les jours et même plusieurs fois dans la journée.

(1) Dujardin-Beaumetz. — Leçons de clin. thérap., 1880, p. 439.

« Le vomissement, dit *Brinton*, a quelque chose de presque pathognomonique ; il survient au début, tous les deux ou trois jours, laissant quelquefois le malade sans la moindre nausée dans l'intervalle ; et quand il se produit il rejette de l'estomac des matières dont la quantité et la qualité indiquent qu'elles se sont peu à peu accumulées dans l'organe depuis la dernière attaque. Le liquide rejeté (un, deux et même trois *gallons* : de 4 à 10 et 12 litres) présente quelquefois une horrible fétidité (1). »

La quantité de liquide, faible au début, peut augmenter progressivement : nous avons vu des malades en rendre jusqu'à 4 et 5 litres par jour.

Leven, dans son *Traité des maladies de l'estomac*, dit avoir vu rendre à des malades atteints de dilatation jusqu'à 8 et 10 litres de liquide dans une journée. Plus loin, il ajoute que les vomissements d'eau en quantité considérable et répétés plusieurs fois par jour sont un signe certain de dilatation de l'estomac.

Dans bien des cas, le malade vient confirmer le diagnostic du médecin et ajouter un symptôme qui a bien son importance. Il éprouve quelquefois dans la région stomacale des ondulations qui précèdent le vomissement, et, s'il s'agite, une sensation de *glou-glou* toute particulière. Ce bruit, dit M. le Dr Dujardin-Beaumetz, est un signe caractéristique, non, comme le veut Matice, du cancer, mais du défaut de contraction de la couche musculaire.

Lorsqu'on observera ces troubles fonctionnels, la maladie aura déjà atteint un degré assez avancé. Elle aura fait ressentir son influence fâcheuse sur l'organisme tout entier. Le caractère aura changé, les malades auront perdu leur entrain, leur gaieté. Le système nerveux et le système

---

(1) Brinton. Traité des maladies de l'estomac (trad. Riant).

musculaire seront eux-mêmes frappés. Et l'amaigrissement, peu considérable au début, ayant fait des progrès incessants, le malade se présentera quelquefois dans un état cachectique si prononcé qu'on croira, au premier abord, avoir affaire à une lésion de nature organique.

Marche, durée, terminaison. — La marche de cette affection est essentiellement chronique. Abandonnée à elle-même, elle peut dans quelques cas rester stationnaire ; mais le plus souvent la maladie fait des progrès plus ou moins rapides. Sa durée est indéterminée ; elle dépendra le plus souvent de la cause qui lui aura donné naissance. La terminaison sera fatale si nous avons affaire à une dilatation consécutive à une lésion cancéreuse du pylore. Dans les autres cas, le pronostic ne devra pas être aussi grave. Cependant, la dilatation de l'estomac abandonnée à elle-même produit bientôt un amaigrissement considérable, des troubles graves de la nutrition, qui peuvent et doivent donner la mort par inanition, si l'intervention se fait longtemps attendre.

DIAGNOSTIC.

Comme on peut le voir d'après le court exposé que nous venons de faire des syptômes de la dilatation de l'estomac, les principaux renseignements nous seront fournis, d'une part par le malade lui-même, et d'autre part par l'examen de la région stomacale, joint à la palpation et à la percussion. L'auscultation, dans certains cas, nous permettra d'observer le phénomène de la *succussion hippocratique.* Au début, la dilatation peu prononcée est difficile à distinguer de la dyspepsie. Cependant la douleur provoquée par la pression manque souvent dans la dilatation, rarement dans la dyspepsie. La douleur dans la dilatation n'est pas constante : elle naît ordinairement immédiatement après le repas. La sensation d'ondulation n'existe pas dans la dyspepsie, tandis qu'on la rencontre quelquefois dans la dilatation.

Mais la maladie avec laquelle la dilatation de l'estomac peut être le plus facilement confondue est assurément le cancer. Dans le cancer, en effet on n'observe aucun signe spécial excepté la tumeur, si elle existe, et les hématémèses qui peuvent faire défaut dans certains cas de cancer et se rencontrer dans la dilatation liée à des ulcérations de la muqueuse stomacale. Nous citerons comme exemple nos observations IV et VI : les deux malades éprouvent à peu près les mêmes symptomes, tous les deux sont arrivés à un état cachectique très prononcé, tous les deux ont des vomissements de sang noir; cependant nous avons affaire chez l'un à une dilatation consécutive à un ulcère du pylore, chez l'autre à un cancer.

Dans ces cas douteux, le lavage de l'estomac rend un double service; il éclaire le diagnostic en même temps qu'il sert de moyen de traitement. Ce qui rend ce diagnostic plus difficile encore, c'est que le cancer s'accompagne souvent d'une dilatation qui est capable de masquer la tumeur s'il y en a une (observation VI). Nous signalerons sans nous arrêter certains faits rapportés par quelques auteurs ou la dilatation de l'estomac aurait été confondue avec une ascite ou une grossesse.

Pour reconnaître la dilatation, *Penzoldt* recommande de faire prendre au malade une certaine quantité d'eau gazeuse au moment de l'examen, afin de pouvoir constater les mouvements d'expansion de l'estomac. Cette pratique peut rendre service dans certains cas, mais elle n'est pas aussi sûre que la fluctuation, à laquelle *Penzoldt* lui-même attribue une plus grande valeur.

Leube (1) avait conseillé, pour juger la dilatation, de faire pénétrer le plus profondément possible une sonde œsophagienne dans l'estomac et de voir, par le point où l'on pourrait sentir l'extrémité de la sonde, l'abaissement même des parois de cet organe.

Franz Penzoldt a fait une série de recherches à ce sujet. Les premières ont porté sur des femmes : il a trouvé, entre les dents incisives et la partie la plus profonde de l'estomac, une distance moyenne de 56 centimètres pour une taille moyenne dn 1ᵐ,53, et une distance moyenne de 8 centimètres entre les incisives et la partie postérieure du pharynx.

Des recherches sur l'homme ont donné les moyennes suivantes :

Distance des incisives au fond de l'estomac, 59 centimètres ; taille, 1ᵐ,60 ; distances des incisives à la paroi postérieure du pharynx, 9 centimètres.

Trois cas de dilatation de l'estomac ont donné les résultats suivants :

Taille, 1 m. 63 distance des incisives
au pharynx . . . . . $8^m,5$; long. de sonde, 70
— 1 m. 65 ; — — — $7^m,5$; — — 64,5
— 1 m. 57 ; — — — $7^m,5$; — — 73
Moy. : 1 m. 62 ; — — — $8^m,0$; — — 69

Il est à remarquer que la profondeur à laquelle descendait la sonde était presque égale à la longueur de la colonne vertébrale (2).

« C'est là, il me semble, dit M. Beaumetz, dans ses *Leçons de Clinique thérapeutique*, p. 440, un procédé inutile ;

(1) Leube. Zur diagnose der Magendilatation. (Deutsch. Archiv. Klin. Med., vol. XVI, p. 394.)

(2) Franz Penzoldt. Die Magenerweiterung. Br. Erlangen, 1875.

et, dans la plupart des cas de dilatation de l'estomac, vous
pourrez constater l'augmentation de volume, soit par la
percussion, soit même par la vue seule. »

TRAITEMENT.

Dans son *Traité des maladies de l'estomac*, W. *Brinton*
termine le chapitre relatif à la dilatation par les lignes sui -
vantes : « Ce que nous venons de dire de la nature et des
symptômes de la dilatation de l'estomac nous dispense de
nous appesantir sur le traitement de cette affection. En
effet, quels succès pouvons-nous espérer obtenir ? Bien souvent aucun (1).

De son côté, Leven s'exprime ainsi : « Il faut ajouter que
l'eau acide irrite la muqueuse, qu'elle est cause de contractions, que sa présence prolongée tend à accroître sans cesse
le flux, et que la vie devient intolérable pour le malade.
La thérapeutique dans cette phase du mal est absolument
impuissante. Que voulez-vous attendre des médicaments
pour soulager ? Rien.(2) ».

Nous partageons entièrement l'opinion de ces deux auteurs, au sujet des moyens employés jusqu'ici pour combattre la dilatation de l'estomac.

Ces moyens se divisaient, avant l'emploi du lavage, en
moyens thérapeutiques proprement dits et en moyens
hygiéniques.

Nous allons les passer rapidement en revue.

Moyens thérapeutiques. — Viennent en première ligne

(1) Brinton. Traité des maladies de l'estomac (traduction Riant),
1870, p. 386.
(2) Leven. Traité des maladies de l'estomac, 1879, p. 440.

les médicaments dits *tétanisants*, qui agissent sur la fibre musculaire et augmentent ses contractions.

Les *strychnos* et, parmi eux, les *gouttes amères de Baumé* ont joui d'une grande vogue.

Nous citerons en second lieu : les calmants, les purgatifs, et en particulier les purgatifs drastiques.

Les *amers* ont été aussi très employés : le *quassia amara*, le *columbo*, la *gentiane*, la *rhubarbe* ; puis toute la série des tisanes amères.

On a prescrit aussi, comme absorbants, le charbon *de Belloc*, le phosphate de chaux, la craie, le bismuth.

Nous n'en finirions pas si nous voulions énumérer tous les médicaments mis en usage pour combattre la dilatation de l'estomac. Tout a été tenté dans cette affection.

Les *moyens hygiéniques*, et en particulier le régime, méritent d'attirer un peu plus longuement notre attention.

Nous ne saurions mieux faire pour passer ces moyens en revue que de citer textuellement un passage des Leçons de clinique thérapeutique de M. le Dʳ Dujardin-Beaumetz.

« Autant que possible, il faut multiplier le nombre des repas, et faire manger le malade toutes les heures, au besoin, mais peu à la fois.

« Il faut choisir les aliments les plus nutritifs et les plus digestibles, tels que les viandes saignantes et rôties.

« Recommandez au malade d'être réservé sur les boissons. *Schroth* et *Bartels* (de Kiel) vont plus loin et ordonnent la privation absolue de liquides. Dans la dilatation de l'estomac, en effet, les boissons restent très longtemps dans la cavité ventriculaire, et leur présence détermine souvent le glouglou caractérisque ; ne donnez donc à ces malades que peu d'eau et peu de vin.

« Recommandez surtout aux malades d'éviter à tout prix

ce sommeil torpide qui les saisit après le repas. Prescrivez un exercice régulier après avoir mangé, de manière à éviter cette fâcheuse disposition, si fréquente dans ces maladies.

« A ces moyens, vous joindrez l'usage de l'hydrothérapie et de la gymnastique.

« L'hydrothérapie a non seulement une action tonique sur l'économie , mais le froid appliqué sur le ventre provoque des mouvements péristaltiques de la tunique musculaire de l'estomac.

« Ce que vous devrez surtout conseiller aux malades atteints de dyspepsie atonique, c'est de surveiller leurs garde-robes.

« En effet, la tunique musculaire de l'intestin est la continuation de celle de l'estomac, et la paralysie de l'une amène la paralysie de l'autre. Aussi presque tous ces dyspeptiques atoniques sont-ils constipés.

« Il faut donc stimuler les fibres musculaires de l'intestin et ne pas augmenter la paresse abdominale du ralentissement de l'activité musculaire de l'intestin (1) ».

On a vanté les massages pratiqués sur la région stomacale comme donnant de bons résultats. Küssmaul et Duplay recommandent l'usage d'une ceinture abdominale pour soutenir l'estomac dilaté.

C. Furnster, cite trois cas de dilatation stomacale améliorés par les courants d'induction. Un des pôles était placé sur l'hypochondre gauche ; l'autre occupait le creux épigastrique (2).

____

(1) Dujardin-Beaumetz. Leçons de clinique thérapeutique, 1880, p. 450.

(2) Des applications des courants d'induction dans certaines formes de dilatation stomacale, par C. Furstner (Berlin. Klin. Wochens., n° 11, p. 141, 1876).

Neffel emploie aussi les courants induits dans le traitement de certaines formes de dilatation stomacale de nature hystérique (1).

L'hygiène et les divers moyens thérapeutiques que nous venons d'énumérer ne doivent pas être négligés, le régime surtout ; ils pourront dans certains cas prévenir le retour de la dilatation et des accidents auxquels elle donnait lieu. Mais à eux seuls, ni les moyens thérapeutiques, ni les moyens hygiéniques, ni le régime ne sont capables de guérir cette affection. Il existe une lésion trop profonde et le plus souvent de trop longue durée pour qu'on puisse attendre de ces moyens des résultats durables (obs. 1).

La distension continuelle qui résulte d'une accumulation incessante de liquides, de gaz et de débris alimentaires, produit sur l'estomac le même effet qu'une rétention d'urine trop prolongée sur la vessie. L'inflammation de la muqueuse gagne peu à peu la couche musculaire ; les fibres, toujours distendues, s'allongent outre mesure et finissent par perdre leur tonicité et leur contractilité.

Après chaque digestion, il reste des débris alimentaires auxquels l'estomac n'a pu faire franchir la pylore et qui s'accumulent dans le grand cul-de-sac comme l'urine dans le bas-fond de la vessie.

Que peut-on attendre des médicaments employés en pareil cas ? ils sont noyés par les liquides qui se renouvellent sans cesse dans la cavité stomacale, et leur action se trouve neutralisée.

Il se présente ici une indication pressante, celle de débarrasser artificiellement l'estomac d'un contenu qui est pour

(1) Traitement de la dilatation de l'estomac dans le catarrhe gastrique chronique, par Neffel (Centralblatt f. d. med. Wiss, n° 21, 1876).

lui une cause d'irritation continuelle, de modifier la muqueuse et de rendre à la couche musculaire la vigueur
qu'elle a perdue.

Cette indication est d'autant plus pressante que les matières non digérées s'altèrent, les sécrétions deviennent
plus abondantes et, l'inflammation augmentant, les vomissements ne tardent pas à prendre des proportions inquié-
tantes.

Si cet état continue, l'appétit ne tarde pas à disparaître,
le malade éprouve un dégoût invincible pour les aliments,
il maigrit rapidement, la nutrition languit et son existence
se trouve compromise.

Une intervention rapide et énergique est de toute rigueur ;
le lavage de l'estomac s'impose de lui-même dans ces cir-
constances.

Dans les cas de dilatation consécutive à un obstacle
siégeant du côté du pylore, il ne faut pas se laisser arrêter
par les symptômes graves que l'on observe parfois.

Que l'on ait affaire à un cancer, à une ulcération ou à des
brides cicatricielles consécutives à cette ulcération, on n'en
devra pas moins pratiquer le lavage, qui servira de moyen
de diagnostic en même temps que de moyen de traitement.

Si le mieux éprouvé au début ne fait pas de progrès, si
la dilatation persiste, il y a lieu de souçonner alors une
lésion organique de nature cancéreuse. Mais, même dans
ce cas, on doit continuer ce traitement qui soulagera toujours le malade en faisant disparaître les douleurs et les
vomissements. Nous n'avons pas la prétention de guérir le
cancer, mais bien de prolonger les jours de celui qui en est
atteint et de lui procurer quelque temps de repos et de bien-
être. C'est ce qui a eu lieu pour le malade dont nous rapportons l'observation VI.

Après quelques lavages qui permirent de retirer de son

estomac des détritus sans nombre et entre autres des pépins de raisins ingérés plusieurs mois auparavant, il éprouva un grand soulagement. Ce malade, dont la mort paraissait imminente au moment où le lavage fut pratiqué pour la première fois, vécut encore quelques mois sans souffrances.

M, Bucquoy rapporte plusieurs faits analogues.

Si au contraire les symptômes graves du début cèdent au traitement et disparaissent peu à peu, si l'appétit revient, si les digestions sont plus faciles et les forces renaissent, le pronostic sera moins sérieux.

C'est ce qui a été observé pour le malade qui fait le sujet de l'observation IV.

M. le Dr Dujardin-Beaumetz dit à ce sujet dans le *Bulletin de thérapeutique* : « Il y a peu de temps j'ai vu avec le professeur Sée et mon collègue Sevestre, un exemple bien frappant de ce fait. Il s'agissait d'un grand personnage américain qui arrivait à Paris avec tous les symptômes du cancer de l'estomac : amaigrissement, teinte cachectique de la face, épaississement des parois de l'estomac, distension considérable de l'organe, vomissements des matières alimentaires, rien ne manquait à ce tableu, pas même l'œdème inférieur des extrémités. Ce malade était mourant. Au bout de vingt jours de traitement par le lavage quotidien, la plupart des symptômes avaient disparu, et le malade était assez fort pour retourner à Constantinople, et j'apprends que, depuis son arrivé, son état s'améliore chaque jour.

En résumé, la dilatation de l'estomac à quelque cause qu'elle doive être attribuée est tributaire du lavage de l'estomac.

Nous avons réuni à la fin de notre thèse les observations que nous avons recueillies. Les malades observés étaient atteints de dilatations plus ou moins anciennes, plus ou moins considérables et de diverses natures, tous ont été considérablement améliorés ; le plus grand nombre guéris.

Nous nous sommes toujours servi pour pratiquer le lavage du tube de *Faucher*, dont on ne saurait reconnaître les avantages sur la sonde rigide. Tantôt nous avons adapté à l'extrémité libre de ce tube l'entonnoir qui constitue avec lui le *siphon stomacal*, tantôt une pompe aspirante et foulante. Nous regrettons vivement de n'avoir pas eu l'occasion d'expérimenter les appareils de MM. *Debove* et *Audhoui*, qui nous paraissent appelés à rendre de réels services.

Nous nous contenterons d'établir un parallèle entre le siphon et la pompe et d'indiquer quels sont les avantages de l'un et de l'autre. Pour la description, nous renverrons à l'historique où elle est exposée tout au long.

La méthode d'aspiration et de lavage de l'estomac varie suivant que l'on se sert du siphon ou de la pompe.

La pompe est plus violente et le siphon moins actif. Le procédé de Faucher présente de grands avantages ; son tube de caoutchouc n'offre aucun danger pour le malade et la manœuvre en est tellement simple, qu'au bout de quelques séances les malades arrivent non seulement à l'introduire eux-mêmes, mais encore à pratiquer le lavage sans le secours d'aucun aide. Cependant il a un inconvénient : il nécessite, dans les cas de dilatation considérable de l'estomac, l'introduction d'une trop grande quantité de liquide. Ces inconvénients sont évités par l'usage de la pompe. La forcé imprimée au piston permet de lancer avec une certaine violence le liquide dans la cavité stomacale et de le mettre en contact avec tous les points de la muqueuse, quoiqu'il soit en petite quantité. Dans les cas de dilatation ancienne avec épaississement considérable de la muqueuse, les dépôts qui s'y trouvent fortement attachés cèdent plus facilement à cette sorte de douche.

Nous avons eu l'occasion de remarquer que, dans ces

cas, on obtient une amélioration plus rapide qu'avec le siphon.

L'emploi de la pompe a rencontré de nombreux adversaires qui, selon nous, ne se sont pas rendu un compte assez exact de son fonctionnement. Se rappelant les lésions produites par la sonde rigide et la pompe de Küsmaull, ils ont craint que l'emploi de cette pompe modifiée, adaptée au tube de Faucher, ne donnât lieu aux mêmes accidents, c'est-à-dire que la muqueuse ne fût entraînée par l'aspiration dans l'une des ouvertures du tube. Mais ils ont oublié que nous avions ici affaire à un tube flexible, nageant plutôt dans le liquide de l'estomac qu'il ne vient s'appliquer en un point fixe de sa muqueuse. Pour notre part, nous avons souvent fait usage de ce procédé sans qu'il en soit résulté aucun inconvénient pour le malade.

En résumé, le seul avantage que nous reconnaissions au siphon sur la pompe stomacale est son maniement plus facile et la possibilité pour le malade de continuer le traitement sans le secours du médecin. M. le professeur Germain Sée s'exprime de la façon suivante : « *Faucher* a eu le mérite de remplacer la sonde dure, que le médecin seul peut manier, par la sonde molle, que le malade peut s'introduire directement. Sauf cette dernière modification qui peut devenir utile pour les malades intelligents et adroits, le procédé du siphon me paraît moins sûr que la pompe stomacale, qui n'a jamais le moindre inconvénient si on la manie doucement, avec précaution, et présente le grand avantage de produire l'évacuation complète, même du grand cul-de-sac de l'estomac... (1) ».

Nous croyons que l'usage des deux appareils peut donner

(1) Germain Sée. Des dyspepsies gastro-intestinales, 1881, p. 299.

d'excellents résultats, suivant les cas, et l'énergie que l'on voudra déployer.

Qu'il s'agisse de la pompe ou du siphon, le premier temps de l'opération consiste à introduire le tube dans la cavité stomacale. Ce tube, long de 1 mètre 50 cent. environ, d'un diamètre extérieur de 10 millimètres pour les femmes et de 42 millimètres pour les hommes porte à 45 cent. de l'extrémité qui doit pénétrer dans l'estomac un trait qui indique le point où l'on doit s'arrêter. Au début, on enduisait ce tube d'un corps gras tel que l'huile ou la glycérine pour lui permettre de glisser plus facilement; mais ce procédé a un double inconvénient : outre le mauvais goût qu'il laisse, il provoque des quintes de toux qui nuisent à son introduction. Nous nous sommes toujours contenté de mouiller le tube avec de l'eau ordinaire et nous n'en avons pas moins réussi à l'introduire avec facilité.

Le malade étant assis (c'est la position la meilleure), on introduit l'extrémité du tube percée de deux ouvertures jusqu'au fond de la cavité buccale, de façon à ce qu'il touche la paroi postérieure du pharynx. On recommande alors au malade d'accomplir des mouvements de déglutition, et à chaque mouvement on pousse légèrement le tube que l'on voit descendre habituellement sans effort. Quelquefois cette introduction produit des efforts de vomissements, des contractions de l'œsophage qui gênent l'opération. Le plus souvent, ces obstacles disparaissent après la seconde ou la troisième séance. Dans certains cas cependant, nous avons eu affaire à une muqueuse tellement sensible que nous avons dû donner le bromure de potassium pendant quelques jours.

Ce premier temps de l'opération terminé, on verse dans l'entonnoir adapté à l'extrémité libre du tube une certaine quantité de liquide, et il suffit, pour amorcer le siphon, de

Lafage.   3 pincer le tube entre les deux doigts ou bien de baisser rapidement l'entonnoir avant que la quantité du liquide qu'il contenait n'ait entièrement disparu. Si l'on se sert de la pompe (c'est celle de Collin que nous employons), un mécanisme spécial permet de faire communiquer le corps de pompe tantôt avec le réservoir contenant le liquide destiné à l'injection, tantôt avec l'estomac lui-même.

Il est bon de connaître certains petits détails qui rendront la pratique du lavage plus facile.

Il arrive parfois que le siphon étant amorcé, le liquide cesse de couler. Cela tient à plusieurs causes : 1° l'œsophage se contractant aplatit le tube et empèche le liquide de couler ; 2° le tube étant trop profondément introduit dans la cavité stomacale, son extrémité libre remonte au-dessus du niveau du liquide ; 3° le tube ne pénètre pas assez profondément. Dans le premier cas, on attendra quelques instants que les contractions de l'œsophage aient cessé. Dans les deux autres, il suffira d'imprimer au tube quelques mouvements d'ascension ou de descente pour arriver à trouver le niveau du liquide.

Liquides employés.—« Pour pratiquer le lavage de l'estomac, M. *Constantin Paul* a employé l'eau de Vichy, les solutions de sels alcalins, d'acide borique et même des liquides antiseptiques. L'eau de *Sail-les-Bains* (Loire) paraît lui avoir donné de bons résultats ; cette eau est riche en silicate de soude.

« M. le D\u02b3 *Dujardin-Beaumetz* tient d'un élève à la Faculté de *Wursbourg* les détails suivants sur l'opération telle qu'on la pratique en Allemagne. Le liquide le plus ordinairement employé est le sulfate de soude, à la dose de 10 gr. pour un litre d'eau ; comme antiseptique, on se sert de la *résorcine*, produit que l'on extrait des ombellifères vireuses et en particulier de l'*asa fœtida* et que l'on est parvenu à obtenir par les procédés de synthèse au moyen d'un *méthyl-phénol* : on prépare, pour le lavage, une solution aqueuse de résorcine au centième. Les médecins *allemands* se servent ordinairement du siphon, réservant l'usage de la pompe pour les cas de dilatation gastrique dans lesquels la projection du liquide leur paraît utile pour laver plus facilement toute la surface de la muqueuse (1).

Parmi les liquides que nous avons employés, nous donnons la préférence à l'eau de Vichy naturelle et à une solution de sulfate ou de bicarbonate de soude (5 grammes pour un litre d'eau). Ces liquides nous ont suffi dans tous les cas. La solution de résorcine, telle qu'elle est employée en Allemagne, ne nous a pas paru justifier la vogue dont elle a joui dans ce pays. Pour calmer les douleurs, nous nous sommes servi, d'après les conseils de M. le Dr Beaumetz, d'un lait de bismuth (4 grammes environ pour 100 grammes) que nous injections dans l'estomac après chaque lavage. Nous n'avons eu qu'à nous féliciter de cette pratique.

Dernièrement, l'attention a été appelée sur l'eau de Chatel-Guyon qui, employée en lavages, paraît donner de bons résultats.

La température du liquide employé n'est pas sans importance ; elle doit être peu élevée, de façon à produire une véritable action hydrothérapique.

Nous avons cité le passage de ses *Leçons de clinique thérapeutique*, où, M. le Dr *Beaumetz* dit que le froid appliqué sur le ventre provoque des mouvements pé ristaltiques de la tunique musculaire de l'estomac. A plus forte raison ce résultat sera-t-il obtenu si on applique di-

(1) Bulletin de thérapeutique, t. LCXIX, p. 474.

rectement le froid sur l'organe lui-même. Plus loin, il ajoute : « Il y a là une indication qui sera bien remplie par les douches en cercle frappant au niveau de la zone stomacale. » Mais le résultat sera bien plus facilement atteint par une douche qui frappera directement l'estomac.

Il est un point du traitement sur lequel nous croyons devoir insister tout particulièrement, nous voulons parler de sa durée. Leven dit : « Le sondage peut être très utile, à condition qu'on l'emploie avec précaution.

« Si, après deux séances, il ne paraît pas avoir soulagé le » malade, il faut se hâter de l'abandonner.

« Lorsqu'une fois on a réussi à arrêter les vomissements par le lavage de la muqueuse, lorsque le liquide a diminué, il faut suspendre le cathétérisme (1). »

Nous reconnaissons avec Leven que les bons effets du lavage se font ressentir rapidement ; nous avons souvent observé un mieux très sensible après la troisième ou la quatrième séance. Mais prétendre qu'il faut l'abandonner si, au bout de deux séances, il ne semble pas avoir soulagé le malade, nous paraît être une exagération que nous né partageons pas. Nous sommes entièrement opposé à cette manière de voir. Il est rare que ce mieux ne se fasse pas sentir dès les premières séances ; cependant il est des cas où nous avons dû continuer longtemps le lavage avant d'avoir pu constater un mieux sensible.

Nous sommes encore d'un avis complètement opposé au sien lorsqu'il dit qu'il faut suspendre le cathétérisme dès qu'on a réussi à arrêter les vomissements. Le résultat obtenu sera *peut-être* durable dans les cas de dilatation peu considérable et peu ancienne.

Mais lorsque nous aurons affaire à une dilatation énorme

1) Leven. Traité des maladies de l'estomac

remontant quelquefois à trois ou quatre ans, si nous sui-
vons les conseils de Leven nous verrons reparaître bientôt
après la cessation du traitement les accidents du début.
Plusieurs des malades dont nous rapportons l'observation
en sont un exemple frappant. Pour l'un d'entre eux (obs. I)
six mois, et pour l'autre (obs. VII) huit mois de traitement
ont été nécessaires pour amener une guérison définitive.

Le lavage, qui était pratiqué tous les jours au début et
même deux fois dans la journée, et plus tard tous les deux
jours fut continué longtemps après la disparition des vomissements. Il est même bon de conseiller aux malades d'avoir
recours au lavage de l'estomac toutes les fois qu'un trouble
se manifestera du côté de cet organe. On écartera ainsi les
causes qui pourraient de nouveau amener la dilatation.

OBSERVATIONS.

OBSERVATION I (personnelle).

**Dilatation énorme de l'estomac, consécutive à une gastrite alcoolique
dont le début remonte à trois années. — Traitement par le lavage,
— Guérison.**

L... (Victor), âgé de 40 ans, entré le 20 novembre 1880 à l'hôpital Saint-Antoine, salle Saint-Lazare, service de M. le Dr Dujardin-
Beaumetz.

Ce malade avait joui d'une parfaite santé jusqu'en 1877 quoi qu'il
se livrât depuis quelque temps à des excès de boissons. A cette époque, à la suite de privations nombreuses, d'une alimentation détes-
table, il constate certains troubles du côté des voies digestives.

Ces troubles se traduisent au début par de l'inappétence, du dégoût pour certains aliments, la viande en particulier. Quelques
heures après les repas, surviennent des malaises, des crampes, qui
durent pendant quelques minutes seulement. Sensation de brûlure
au creux épigastrique.

Le 12 janvier 1877, il entre à l'hôpital de l'île des Pins pour un diarrhée qui dure un mois.

Il en sort pour y rentrer de nouveau le 9 mars de la même année.

Diagnostic. — Gastrite chronique.

Traitement. — Tisane d'orge avec bicarbonate de soude, lait, eau de Vichy, potion opiacée, charbon de Belloc, magnésie anglaise, vésicatoires au creux de l'estomac. Il en sort le 6 avril, un peu amélioré.

Jusqu'au 26 juin 1878, il est en traitement avec des alternatives de bien et de mal. Vers le commencement de novembre, il est pris de vomissements ; chaque matin, il rend une certaine quantité d'un liquide acide, visqueux ; ses aliments sont encore digérés, mais en petite quantité. Dans le courant du même mois, il a quelques vomissements alimentaires qui se produisent environ deux heures après les repas.

On ajoute aux médicaments employés jusqu'alors la noix vomique, le chloroforme, la rhubarbe. On prescrit le régime lacté. Cet état dure jusqu'au 30 mai 1878, époque à laquelle le malade vomit cinq à six fois par jour du liquide sécrété en assez grande abondance et des matières alimentaires ayant séjourné longtemps dans l'estomac. On essaye encore la glace, les limonades tartrique et citrique. Un régime sévère est ordonné : lait, potages, viande crue (200 grammes par jour). Malgré tout, l'état du malade ne s'améliore pas.

Il rentre en France en avril 1880, dans un tel état d'amaigrissement qu'il est obligé d'entrer sans retard à l'hôpital Saint-Antoine, dans le service de M. Mesnet, salle Saint-Hilaire, lit n° 13.

M. Mesnet porte le diagnostic de dyspepsie remontant à trois ans environ, avec dilatation de l'estomac et crises gastralgiques fréquentes, et de grande intensité. Le malade est envoyé à Vichy après avoir été soumis à de nombreux traitements ; il y passe un mois et demi, du 1er juillet au 15 août, et en revient amélioré par le traitement thermal. Les vomissements, quoique moins fréquents, n'ont pas encore complètement disparu ; tous les aliments ne sont pas supportés ; le lait et un peu de viande crue sont digérés sans trop de fatigue.

Cette amélioration ne dure pas longtemps ; vers le milieu d'octobre, les vomissements redoublent de fréquence, ils se produisent sept et huit fois par jour ; les douleurs épigastriques augmentent, les crampes sont intolérables. Le malade entre de nouveau à l'hôpital Saint-Antoine, dans le service de M. Dujardin-Beaumetz.

Etat du malade à son entrée, salle Saint-Larare, le 20 *novembre* 1880.

La face est pâle, d'un couleur jaune paille.

Il est arrivé à un degré de maigreur extraordinaire, véritable état cachectique qui aurait pu faire croire, au premier abord, à une affection cancéreuse.

La langue est sale, la soif ardente, l'appétit nul. Le malade rend une grande quantité de gaz d'une odeur désagréable, il éprouve des douleurs de tête; il a les yeux comme serrés; le sommeil a disparu.

Les selles sont rares, les matières rendues dures et sèches.

Les vomissements, qui se répètent jusqu'à *dix* et *douze* fois dans la journée, sont précédés d'ondulations que le malade ressent dans la région stomacale. Chaque vomissement est suivi d'un anéantissement complet et de courbatures dans les membres. Le soir, quand il se met au lit, il a la sensation d'un *glouglou* qui se produirait dans une bouteille.

Aucun aliment, pas même le lait, n'est supporté.

L'estomac se dessine nettement au-dessous des parois abdominales amincies.

La palpation est peu douloureuse; elle permet de limiter les contours de l'organe.

Pas de traces de tumeur.

Le malade étant couché horizontalement, on perçoit la sensation de *flot*, en percutant avec une main, tandis que l'autre est appuyée sur la partie opposée de la région stomacale.

Sonorité exagérée, surtout dans l'hypochondre gauche.

Si, l'oreille appliquée sur la région stomacale, on imprime un mouvement brusque au malade, on entend un bruit de *glouglou* caractéristique de la dilatation.

Ces divers moyens d'investigation font reconnaître une distension énorme de l'estomac qui descend jusqu'à deux travers de doigt environ au-dessous de l'ombilic.

Diagnostic. — Dyspepsie ancienne de nature alcoolique avec dilatation considérable de l'estomac.

Traitement. — Le lavage de l'estomac est pratiqué pour la première fois le 23 novembre au moyen du tube de Faucher et de la pompe de Collin. Nous injectons dans l'estomac un litre environ d'eau dans laquelle on a fait dissoudre 10 grammes de sulfate de soude. Ce liquide renferme à sa sortie des débris alimentaires ingérés depuis longtemps et des mucosités épaisses et filantes.

L'opération réussit parfaitement sans le moindre inconvénient pour le malade, qui prend aussitôt après un verre de lait.

Ce lait n'est pas supporté : les douleurs gastralgiques augmentent d'intensité.

Pour calmer ces douleurs, M. le Dr Dujardin-Beaumetz fait injecter dans l'estomac, après le second lavage pratiqué le lendemain, un lait de bismuth (4 grammes pour 100 grammes d'eau).

Le 26 novembre. Le mieux est sensible ; les douleurs sont moindres, les vomissements moins nombreux.

L'amélioration fait des progrès rapides. Quinze jours après le début dn traitement, le lait, quelques potages légers, sont supportés sans provoquer de vomissements.

Les régurgitations liquides persistent seules, mais le liquide expulsé est en plus faible quantité.

Le 1er janvier. 100 grammes de viande crue sont ordonnés pour la première fois. La digestion est pénible ; douloureuse ; par le lavage fait le lendemain matin, on en retire une certaine quantité qui n'a pu être digérée.

Le 8. 200 grammes de viande crue le matin, un œuf le soir, des bouillons, du lait, sont pris dans la journée sans provoquer de vomissements.

La teinte jaune paille de la face a disparu. le sommeil et l'appétit sont revenus.

De 45 kilogrammes, le poids du malade est monté à 50.

A ce moment, il éprouve un tel soulagement et un tel bien-être qu'il se croit guéri et veut suspendre le traitement, malgré les avis contraires qui lui sont donnés.

Au bout de quelques jours, les douleurs et les vomissements reparaissent.

Nous avons de nouveau recours au lavage ; nous le pratiquons avec le siphon que le malade arrive au bout de huit jours à manier avec la plus grande facilité.

Un bon résultat ne se fait pas attendre : au mois d'avril nous pouvons considérer la guérison comme complète.

Le lavage n'en est pas moins continué tous les deux jours jusqu'au mois de mars.

A partir de cette époque, le malade est soumis au régime de l'hôpital qu'il quitte vers le milieu de juillet sans avoir vu reparaître
aucun des accidents qu'il éprouvait depuis si longtemps.

OBSERVATION II (personnelle).

Dilatation de nature alcoolique. — Traitement par le lavage. —
Guérison.

Victorine X..., entrée le 9 février 1881, salle Sainte-Agathe, dans
le service de M. le Dr Dujardin-Beaumetz.

Cette malade, qui est âgée de 60 ans, a joui d'une assez bonne santé
jusqu'à cinquante-cinq ans environ. A cette époque elle a éprouvé
certains troubles du côté de l'estomac, troubles qui consistaient au
début en perte de l'appétit, douleurs dans le creux épigastrique, et
sentiment de pesanteur après les repas. Tous les matins elle est
prise de douleurs gastralgiques assez violentes, suivies de vomissements liquides (un verre environ) ; ces vomissements produisent un
soulagement très notable. En interrogeant avec soin la malade, on
arrive à ne trouver comme cause à ces vomissements que l'abus de
l'alcool. Depuis deux ans environ, tous ces symptômes n'ont fait que
s'accroître, les vomissements ont augmenté de fréquence, le dégoût
pour les aliments s'est prononcé et, parmi ceux-ci, il en est un grand
nombre qut sont vomis deux à trois heures après leur ingestion.

Pour combattre ces divers accidents, on a eu recours à la série
des médicaments employés en pareils cas. Le régime lacté seul a
produit une certaine amélioration, mais toujours de courte durée.
Depuis quelque temps, la malade, maigrissant progressivement et
voyant ses forces disparaître de jour en jour, se décide à entrer à
l'hôpital Saint-Antoine, dans le service de M. le Dr Dujardin-Beaumetz, qui porte le diagnostic de dilatation de l'estomac, consécutive
à une gastrite alcoolique.

A ce moment les nausées sont continuelles, suivies le plus souven
de vomissements liquides qui se répètent jusqu'à sept et huit fois
dans la journée. Ces vomissements sont toujours précédés, en même
temps que des nausées, de crises gastralgiques très douloureuses.

L'estomac est très distendu ; il descend jusqu'au niveau de l'ombilic et renferme, au moment de l'examen, une quantité notable de liquide.

Le 10 février, M. le Dr Dujardin-Beaumetz fait pratiquer pour la première fois le lavage de l'estomac. Après avoir retiré de cet organe un litre environ d'un liquide filant d'une odeur acide peu prononcée, on injecte dans sa cavité un litre d'eau contenant en dissolution cinq grammes de bicarbonate de soude. Ce liquide en est retiré dix minutes après. L'opération se fait facilement, mais provoque une crise douloureuse qui dure une heure environ.

Le régime prescrit se compose exclusivement de lait : c'est le seul aliment que la malade puisse supporter depuis longtemps. Au bout de huit jours de traitement, le nombre des vomissements est réduit à deux par jour ; les crises douloureuses persistent, mais avec moins d'intensité.

Elles sont complètement calmées par l'injection après chaque lavage d'un lait de bismuth (quatre grammes de bismuth pour cent grammes d'eau) dans la cavité stomacale.

Le 20 février, on prescrit le matin, outre le lait, cent grammes de viande crue dans du bouillon et un œuf le soir. Tous ces aliments sont digérés avec assez de facilité. Après un mois de traitement, la malade a repris son embonpoint ; l'appétit est revenu et elle digère tous les aliments qui font partie du régime de l'hôpital. L'estomac est revenu peu à peu sur lui-même ; la percussion ne permet plus d'apprécier qu'une dilatation à peine sensible ; d'ailleurs tous les symptômes que nous avions constatés au début ont complètement disparu. Le lavage n'en est pas moins continué dans le but d'amener une guérison définitive.

Nous avons revu, il y a quelques jours, la malade, sortie de l'hôpital le 15 avril 1881, et nous avons pu constater qu'elle jouit d'une santé parfaite et que, depuis cette époque, elle n'a plus éprouvé un seul trouble du côté de l'estomac.

OBSERVATION III (personnelle).

Dilatation de l'estomac de nature alcoolique. — Traitement par le lavage. — Guérison.

H..., âgé de 39 ans, entre le 27 juin 1881, dans le service de

M. le Dr Dujardin-Beaumetz, à l'hôpital Saint-Antoine, salle Saint-Lazare, lit n° 17.

Sa mère est morte à 47 ans d'un cancer de l'estomac.

Quant à lui, il se livre à des excès alcooliques depuis plusieurs années ; mais le début de sa maladie remonte, dit-il à 1873.

Depuis cette époque, la digestion se fait mal, il éprouve après chaque repas un sentiment de lourdeur dans l'estomac, il est habituellement constipé, l'appétit a diminué. La maladie a fait peu de progrès jusqu'au mois de décembre 1880 ; le malade a cependant maigri, à la suite de privations nombreuses qu'il a dû supporter et des troubles déjà existant du côté de l'estomac.

Les symptômes s'aggravent dans le courant du mois de janvier 1881.

Pituites le matin à jeun quatre ou cinq fois par semaine, pyrosis, douleurs siégeant dans le creux épigastrique et s'irradiant vers l'abdomen.

Les vomissements liquides ne tardent pas à apparaître, se répétant au début tous les deux ou trois jours et bientôt tous les jours et même plusieurs fois dans la journée. Vomissements rares après le déjeuner, très fréquents après le dîner ; les aliments rendus nagent dans une quantité de liquide variant entre 400 à 500 grammes. Le malade étouffe après ses repas, il a des renvois gazeux d'une odeur désagréable ; il éprouve pendant quelques heures une grande lassitude, une courbature dans les membres, de la céphalalgie, des bourdonnements d'oreilles. Quand il fait un mouvement brusque, il perçoit très nettement un bruit de glouglou, le matin surtout, ayant d'avoir rendu le liquide qui s'est accumulé dans l'estomac pendant la nuit.

Chaque vomissement est suivi de bien-être. L'appétit n'a pas entièrement disparu, certains aliments, les liquides surtout, sont supportés ; mais il en est un grand nombre dont la digestion est impossible.

Au moment de son entrée à l'hôpital, le malade est très amaigri ; cet amaigrissement a fait des progrès énormes depuis deux mois ; la face est pâle, les traits tirés, la constipation habituelle.

La région de l'estomac est peu douloureuse à la pression ; l'organe se dessine nettement au-dessous des parois abdominales, il contient du gaz et du liquide qui produisent, en imprimant une secousse brusque au malade, le bruit de glouglou qu'il perçoit lui-même par moments.

Par la percussion et la vue on limite nettement l'estomac qui descend un peu au-dessous de l'ombilic. Pas de traces de tumeur.

Diagnostic. — Dilatation stomacale de nature alcoolique.

Traitement. — Lavage de l'estomac répété chaque matin au moyen de la pompe stomacale et d'une solution de sulfate de soude (5 grammes pour un litre d'eau).

Amélioration notable après la troisième séance ; le malade se trouv beaucoup mieux, il demande à manger. On lui donne du lait, 200 gr de viande crue dans du bouillon le matin, un œuf le soir.

Les aliments ne sont pas rendus ; les douleurs sont moindres.

Le quatrième jour, deux vomissements liquides seulement, un le matin, l'autre le soir.

Huit jours après le début du traitement, les vomissements ont disparu ; les douleurs ont été calmées par le lait de bismuth introduit dans l'estomac après chaque lavage.

Au bout de quinze jours, le malade est soumis au régime de l'hôpital, sur sa demande, sans qu'il éprouve aucun trouble du côté de l'estomac.

Deux mois après son entrée à l'hôpital Saint-Antoine, il en sort complètement guéri.

Tout traitement est suspendu depuis un mois.

OBSERVATION IV (inédite).

Dilatation de l'estomac, consécutive à un ulcère du pylore. —
Traitement par le lavage. — Guérison.

Nous devons la première partie de cette observation à l'obligeance de M. le Dr Nozian, de Constantinople.

M. X..., né à Constantinople, âgé de 55 ans, santé habituelle bonne, pas de maladies antérieures ; aucun vice héréditaire ni acquis, excepté des douleurs rhumatismales de peu d'intensité.

M. X... souffre depuis longtemps d'une gastralgie plus ou moins forte à laquelle s'est ajouté un état catarrhal de l'estomac ; glaires le matin rendus par la bouche ; langue large, pâle et chargée.

Les accès de gastralgie, surtout nocturnes (quatre à six heures après le repas du soir) ont nécessité un traitement tout particulier, et ont été plus ou moins calmés.

Un matin, à la suite d'un sentiment de plénitude stomacale et d'anorexie, le malade a une hématémèse assez forte : sang noir, défaillance, syncope, petitesse du pouls et refroidissement des extrémités.

Excitants diffusibles, glace, morphine, perchlorure de fer, repos absolu. A la suite de ce traitement et du régime lacté exclusif pendant trois mois, le rétablissement est complet. Retour graduel au régime alimentaire; l'hématémèse ne reparaît pas.

Diagnostic. — Ulcère simple de l'estomac.

Alternatives de gastralgie, du mois de décembre 1877 au mois de mars 1878.

Un matin du mois de mars 1878, sans aucune cause nouvelle, *selles spontanées*, composées presque entièrement de sang pur, avec des symptômes d'une grande anémie cérébrale. Bismuth, perchlorure de fer, diète. Pendant une dizaine de jours, pas de gastralgie.

Diagnostic. — Ulcère du pylore ou du duodénum, rupture d'un vaisseau.

Depuis cette époque, la gastralgie est devenue presque continuelle avec de grandes crises la nuit, suivies de temps à autre de grands vomissements ; matières alimentaires, sang décomposé, noir comme du marc de café. La dilatation de l'estomac est constatée pour la première fois par M. le Dr Nozian.

Les crises gastralgiques deviennent alarmantes, elles ne sont soulagées que par des piqûres de morphine.

Jusqu'ici, aucune tumeur appréciable au pylore ou ailleurs.

Cependant, depuis le mois de juin 1879, une légère résistance avec tension partielle était sentie à la région gastro-hépatique. Aujourd'hui, une tumeur pyriforme s'est manifestement établie au pylore.

Tourmenté par ses souffrances, M. X... se décide à faire le voyage de Paris, où il est examiné par M. le Dr Dujardin-Beaumetz, qui a bien voulu nous retracer l'état du malade.

Diagnostic. — Tumeur pylorique de nature indéterminée, probablement hétérogène ; rétrécissement du pylore ; dilatation énorme de l'estomac; atrésie probable de tout le tube digestif à partir de l'œsophage.

éfaut de gymnastique des couches musculaires de l'estomac et de l'intestin.

L'estomac n'est pas douloureux à la pression ; en dehors des crises qui se renouvellent avec plus ou moins de fréquence, le malade n'éprouve pas de souffrances sérieuses.

L'appétit est irrégulier. Les vomissements se produisent chaque jour, ils sont constitués par du liquide tenant en suspension des débris alimentaires non digérés.

L'état cachectique est très prononcé.

L'amaigrissement qui est allé progressivement en augmentant a atteint aujourd'hui un degré extrême.

Depuis 1876, le malade a perdu 24 kilogrammes de son poids normal.

Devant un état aussi grave, on croit avoir affaire à une lésion cancéreuse du pylore.

M. le Dr Dujardin-Beaumetz ordonne le lavage de l'estomac, tous les jours, avec l'eau de Vichy naturelle.

Le résultat est merveilleux : après vingt jours de traitement, M. X... est assez fort pour regagner Constantinople, où le mieux s'accentue de jour en jour.

La guérison est complète après six mois de traitement.

Dernièrement, M. le Dr Dujardin-Beaumetz nous donnait de M. X... les nouvelles les plus satisfaisantes.

OBSERVATION V (personnelle).

Dilatation de l'estomac, consécutive à un ulcère du pylore. —
Traitement par le lavage. — Guérison.

M... (Olympe), âgée de 32 ans, employée de commerce, entrée le 22 mars 1881, salle Sainte-Agathe, lit n° 13, dans le service de M. Dujardin-Beaumetz.

Cette malade est atteinte depuis longtemps déjà d'un ulcère du pylore qui s'est amélioré par les traitements auxquels elle a été soumise depuis son entrée à l'hôpital. Mais il en est résulté une dilatation de l'estomac.

La malade vomit bien parfois quelques filets de sang mêlés soit à des aliments, soit à du liquide. Mais depuis quelques jours, les vomissements sont composés chaque matin d'un liquide visqueux, filant, d'une odeur acide désagréable.

Les vomissements alimentaires se produisent presque aussitôt après les repas : ils sont précédés de contractions spasmodiques de l'estomac, de crises de gastralgie très douloureuses, d'éructations gazeuses, de fatigue, de faiblesse générale, d'un état d'anxiété qui dure jusqu'au moment où l'estomac s'est débarrassé par le vomissement des aliments auxquels il ne peut faire franchir le pylore.

L'estomac est très distendu, il descend jusqu'à un travers de doigt au-dessous de l'ombilic. Cette dilatation est tellement manifeste que la vue seule permet, grâce à l'amaigrissement considérable de la malade, d'apprécier sa forme et son volume.

Nous avons bien affaire ici au type de dilatation résultant d'un obstacle siégeant au niveau du pylore.

Depuis longtemps la malade est soumise au régime lacté. Les potages, la viande grillée ne sont pas supportés, ils provoquent les vomissements presqu'aussitôt après leur ingestion.

Nous pratiquons pour la première fois le lavage de l'estomac le 30 septembre: le liquide que nous en retirons, un demi-litre environ, est couleur chocolat d'une odeur fétide très désagréable.

Il tient en suspension des débris alimentaires qui n'ont pu être digérés et qui n'ont pas été rendus par le vomissement.

Le liquide employé est le sulfate de soude, une solution de 5 grammes pour 1,000 gr. d'eau. Lait de bismuth pour calmer les douleurs.

4 octobre. L'amélioration est notable ; le nombre des vomissements a diminué.

Le 10. Quelques aliments tels que le lait, la viande crue en petite quantité sont digérés. Les digestions sont encore difficiles et douloureuses; mais les crises que la malade éprouvait dans l'intervalle des repas ont complètement disparu.

Peu à peu le mieux s'accentue ; au bout d'un mois de traitement, la malade est guérie. Nous lui conseillons cependant de continuer encore le lavage pendant une quinzaine de jours.

Elle quitte l'hôpital dans les commencements de novembre, après quinze jours d'un bien-être parfait.

Cette malade que nous avons revue six mois après sa sortie de l'hôpital nous affirme qu'elle digère aujourd'hui facilement, et que les vomissements n'ont pas reparu.

OBSERVATION VI (inédite).

Dilatation de l'estomac, consécutive à un cancer du pylore.

M. Alfred P..., âgé de 55 ans, a toujours mené une vie régulière sans excès d'aucune sorte.

Grande irrégularité dans les repas depuis fort longtemps.

Quelques symptômes du côté de l'estomac dès l'âge de 30 ans, tels que pyrosis, mauvaises digestions accompagnées de douleurs plus ou moins violentes.

Pendant le siège de Paris, les digestions deviennent de plus en plus mauvaises ; langue sale, épaisse, constipation.

Après l'hiver de 1879, l'estomac ne digère plus aucun aliment, les douleurs deviennent de plus en plus fortes. Elles siègent surtout au creux épigastrique et sont parfois si violentes qu'elles provoquent le vomissement. Les matières rendues sont couleur chocolat, colorées en rouge par quelques filets de sang. Les vomissements se produisent surtout après le repas de midi ; ils sont précédés de renvois gazeux sentant les œufs couvés.

A partir de cette époque, le malade consulte un certain nombre de médecins qui le soignent pour une dyspepsie au moyen des médicaments employés en pareil cas.

Il est soumis pendant longtemps au régime lacté, il use de tous les médicaments possibles sans éprouver le moindre soulagement. Les forces disparaissent avec rapidité, l'amaigrissement fait de grands progrès.

M. P... songe alors à consulter M. le Dr Dujardin-Beaumetz, qui, après un examen attentif, ne constate l'existence d'aucune tumeur, mais simplement un point plus résistant au niveau du pylore.

Cependant, en présence des symptômes graves tels que douleurs vives ayant leur siège au niveau du creux épigastrique, vomissements

noirs de sang, amaigrissement considérable, de la teinte jaune
paille, et de l'état cachectique que présente le malade, il porte le
diagnostic de cancer du pylore. L'estomac est très distendu, rempli
de gaz et de liquides, il descend jusqu'à trois travers de doigt au-dessous de l'ombilic.

Le malade était si faible qu'on s'attendait à le voir succomber d'un
moment à l'autre et que le premier lavage dût être pratiqué dans le
décubitus dorsal, à cause de l'imminence d'une syncope dans la position assise. On retira de l'estomac dans cette première séance des
détritus de toute sorte, entre autres, des pépins de raisin ingéré depuis cinq mois.

Le liquide employé pour le lavage fut pendant les premières séances de l'eau additionnée de quelques gouttes de pérchlorure de fer.
Lait de bismuth après chaque sondage.

Un grand bien-être, la cessation des douleurs, des vomissements,
de la gastrorrhagie et le retour de l'appétit se montrent rapidement.

Le liquide employé au début est remplacé par l'eau de Vichy naturelle.

Régime lacté, lait, bouillons dans lesquels on met de la viande
crue hâchée. Le mieux s'accentue et fait douter un moment du diagnostic ; mais il n'est pas de longue durée et le malade meurt quelques mois après le début du traitement par le lavage.

OBSERVATION VII (Personnelle).

Dilatation considérable de l'estomac chez un enfant de 10 ans. —
Traitement par le lavage. — Guérison.

Le nommé X..., âgé de 10 ans, a été nourri à la campagne et
sevré à l'âge de 7 mois. A partir de ce moment, on constate certains
troubles du côté des voies digestives; la digestion se fait mal, pas
de vomissements, par moments de la diarrhée.

Pas d'antécédents héréditaires. Pas de maladies antérieures.

Les renseignements fournis par les parents sont peu précis jusqu'à
l'âge de 10 ans.

Dans le courant de sa dixième année, il est pris de vomissements
liquides le soir surtout (un verre environ tous les deux ou trois

jours). En même temps que les vomissements apparaissent, l'appétit diminue, l'enfant est atteint de céphalalgie, de pyrosis, de douleurs partant du creux épigastrique et s'irradiant vers la colonne verté brable et l'abdomen.

La quantité de liquide vomi augmente avec une grande rapidité, avant la fin de la première année elle atteint deux et trois litres par jour. L'enfant ne grandit pas ; il maigrit, s'affaiblit graduellement et est sujet à des malaises, des bourdonnements d'oreilles ; il éprouve des maux de reins, des courbatures dans les bras et dans les jambes.

Constipation habituelle. Eructations fréquentes.

Le malade éprouve un sentiment de plénitude, comme *un poids* dans l'estomac, lorsque cet organe est distendu par une trop grande quantité de gaz et de liquide.

Il a des efforts de vomissements qui n'aboutissent pas toujours à le débarrasser et qui le fatiguent beaucoup.

Il ne dort plus. C'est surtout la nuit que le liquide s'accumule dans l'estomac qui en renferme jusqu'à 4 et 5 litres le matin.

Pas de vomissements alimentaires.

M. le docteur Dujardin-Beaumetz est appelé à soigner ce malade vers le mois de mai 1878. On lui avait déjà fait suivre plusieurs traitements qui tous avaient échoué. Grâce à une médication énergique et à un régime sévère, il obtient parfois une légère amélioration qui ne dure jamais longtemps.

En présence d'une affection aussi grave, mettant la vie du malade en danger par sa marche progressive, M. Beaumetz a recours au lavage de l'estomac qui est pratiqué pour la première fois le 25 novembre 1880.

Dans les premières séances, on retire jusqu'à trois litres d'un liquide acide de l'estomac qui occupe une grande partie de la cavité abdominale.

Le liquide employé est encore ici l'eau de Vichy artificielle.

Après les deux premiers mois, le lavage est pratiqué matin et soir, afin de débarrasser l'estomac des liquides qui s'accumulent dans sa cavité avec une grande rapidité.

Après trois mois de traitement ; amélioration considérable.

Dans le courant du quatrième mois, le mieux s'accentue ; la dilatation est moindre ; les digestions deviennent plus faciles, moins dou-.

loureuses, ce n'est plus que quatre ou cinq heures après les repas que le malade éprouve ce sentiment de plénitude qui jusque-là avait été continuel.

Au moment où nous le voyons (vers le milieu du mois de mai) l'estomac ne sécrète plus qu'un demi-litre environ de liquide par jour.

L'alimentation du malade est assez variée, les aliments sont bien digérés ; il reste fort peu de résidus dans l'estomac au moment du sondage.

Ce traitement a amené au bout de sept mois une guérison complète.

Nous avons revu le malade en juillet 1881, il a bon appétit, digère bien et n'éprouve plus aucun trouble du côté de l'estomac.

OBSERVATION VIII (Personnelle).

Dilatation de l'estomac. — Gastrite chronique putride. —
Amélioration.

Gracieuse E..., âgée de 24 ans, domestique entrée le 22 septembre 1880, salle Sainte-Agathe, lit n° 3.

Pas d'antécédents héréditaires, pas de maladies antérieures, réglée régulièrement depuis l'âge de 16 ans ; tempérament nerveux très manifeste.

La malade qui avait joui d'une santé parfaite jusqu'au mois de mars 1880, est prise subitement à cette époque de douleurs gastralgiques assez vives suivies de vomissements glaireux. Ces vomissements sont survenus à la suite de vives contrariétés.

Les douleurs augmentent ; perte progressive de l'appétit, dégoût prononcé pour les aliments, à tel point que le lait coupé avec de l'eau de Vichy et un œuf de temps en temps constituent toute l'alimentation.

Les vomissements peu nombreux au début de la maladie surviennent bientôt à tout moment de la journée, le matin et le soir surtout, ils sont précédés de crises stomacales, de douleurs siégeant au niveau du creux épigastrique, de nausées, de prostration des forces. Ces divers symptômee augmentent d'intensité et deviennent intolérables chaque fois que la malade prend des aliments solides.

Elle entre à l'hôpital Tenon dans les commencements du mois de mai.

Traitement. — Deux verres d'eau de Pullna tous les jours, Régime lacté.

L'amélioration est notable au bout de cinq semaines.

La malade sort de l'hôpital, abandonne le régime sévère qu'elle suivait et voit bientôt reparaître les vomissements avec une nouvelle intensité.

Elle entre à l'Hôtel-Dieu le 5 juillet.

Traitement. — Vésicatoires au creux de l'estomac, régime lacté, charbon, douches froides. Amélioration à peine sensible, la malade va passer quelque temps au Vésinet.

Les douleurs augmentent, les vomissements se produisent jusqu'à dix et douze fois par jour lorsqu'elle entre à l'hôpital Saint-Antoine dans le service de M. le Dr Dujardin-Beaumetz, le 22 septembre, sept mois après le début de la maladie.

Amaigrissement considérable, langue sale, enduit blanchâtre, constipation habituelle.

Deux à trois litres d'un liquide acide d'une odeur putride très désagréable sont rendus dans les vingt-quatre heures.

Pas de vomissements de sang, quelques filets se trouvent parfois mêlés au liquide vomi.

Depuis un mois le lait n'est plus digéré qu'en très petite quantité, état de prosration et d'abattement considérables.

L'estomac est très distendu, et descend jusqu'à un travers de doigt au-dessous de l'ombilic. La région stomacale est peu douloureuse à la palpation. Au moment ou nous l'examinons, l'estomac renferme une certaine quantité de liquide qui produit en imprimant des mouvements brusques à la malade un bruit particulier indiquant sa présence et celle de gaz dans la cavité de l'estomac. Tous les symptômes du début persistent.

Diagnostic. Gastrite chronique putride avec dilatation de l'estomac.

A la dilatation de l'estomac s'ajoute une complication importante.

Depuis deux mois environ la malade tousse, éprouve des douleurs entre les deux épaules, elle est incommodée par des sueurs nocturnes abondantes.

On trouve à l'auscultation les signes très manifestes d'une tuberculose au début.

Traitement. — Le 28 septembre, premier lavage de l'estomac au moyen du tube de Faucher et de la pompe de Collin ; nous éprouvons quelques difficultés, la présence du tube dans l'œsophage produit des efforts de vomissements qui amènent l'expulsion d'un litre de liquide visqueux filant doué d'une odeur aigre très désagréable. Nous injectons deux verres d'eau de Vichy qui sont vomis aussitôt.

Le second jour l'opération se fait avec facilité ; le liquide employé pour le lavage est l'eau de Vichy artificielle. Cette eau à sa sortie de l'estomac est mêlée au liquide vomi habituellement et à quelques grumeaux de lait caillé.

Les nausées sont moins fréquentes, les douleurs ont diminué d'intensité, le nombre des vomissements est descendu de douze à huit.

Après trois lavages on donne à la malade 50 grammes de viande crue dans du bouillon. Douleurs vives dans la région stomacale pendant cinq heures, pas de vomissements le matin.

Même quantité de viande le soir ; elle est vomie une heure après.

Les jours suivants la dose du matin est portée à cent grammes et celle du soir remplacée par du lait et un œuf qui sont digérés.

Le 10 octobre les vomissements ont entièrement disparu ; les douleurs sont moindres mais persistent cependant après les repas.

Lait de bismuth après chaque lavage pratiqué tous les matins.

Amélioration sensible à la suite de ce traitement.

Le liquide retiré au moyen de la pompe conserve son odeur aigre désagréable.

On emploie l'acide borique qui ne donne pas de bons résultats.

Il en est de même de la *résorcine* qui ramène les vomissements et augmente les douleurs.

Nouvel emploi de l'eau de Vichy artificielle.

Un mois après le début du traitement le poids de la malade a augmenté de quatre kilogrammes.

Les lésions tuberculeuses ont fait très peu progrès. L'appétit est revenu, les forces ont augmenté progressivement.

La malade est soumise au régime suivant : tous les matins 200 grammes de viande crue, quelques légumes, le soir du lait et des œufs.

Le 20 novembre elle est prise subitement d'une douleur très vive dans le côté gauche, d'une oppression considérable.

On constate le lendemain à la visite l'existence d'un pneumo-thorax.

Mort le 15 janvier, sans que les vomissements aient reparu, pas plus que les douleurs.

L'autopsie n'a pu être faite.

OBSERVATION IX (Personnelle).

Dilatation de l'estomac consécutive à une dyspepsie flatulente. — Traitement par le lavage. — Guérison.

P... (Camille), 22 ans, couturière, entrée à l'hôpital Saint-Antoine le 17 octobre 1880, salle Sainte-Agathe, service de M. Du-jardin-Beaumetz.

Réglée irrégulièrement, migraines, crampes d'estomac depuis plu-sieurs années. Tempérament nerveux.

Inappétence, douleurs gastralgquies suivies de vomissements liquides se reproduisant tous les huit ou quinze jours.

Bientôt les vomissements se répètent tous les jours et même deux et trois fois dans la journée. Peu de vomissements alimentaires au début ; les digestions sont pénibles, mais plusieurs aliments solides sont cependant digérés.

Elle entre à l'hôpital Saint-Antoine il y a deux ans environ. *Traitement.*— Régime lacté, glace, eau de chaux, potion de Rivière.

Au bout de quatre mois elle en sort très améliorée. Depuis cette époque elle éprouve des alternatives de bien et de mal.

Les vomissements disparaissent pendant quinze jours ou un mois pour reparaître bientôt et durer plus ou moins longtemps.

La situation s'est aggravée depuis un mois, elle vomit de huit à dix fois par jour ; pas un seul aliment n'est supporté.

La figure est pâle, défaite, les douleurs continuelles.

Le sommeil a disparu, dégoût prononcé pour les aliments.

Douleurs très vives dans le creux épigastrique. Nausées, éructations, vomissements, rien ne manque.

L'estomac est très distendu, plein de liquide et de gaz, en impri-mant à la malade une secousse brusque on entend très nettement le bruit de *glouglou* caractéristique.

Nous pratiquons le lavage le lendemain de son entrée à l'hôpital, 18 octobre, au moyen du tube de Faucher et de la pompe de Collin.

Nous introduisons dans la cavité stomacale la solution de sulfate de soude dont nous avons déjà parlé; elle en est retirée cinq minutes après tenant en suspension des débris alimentaires ingérés depuis longtemps, et des mucosités épaisses.

Régime lacté. Eau de Vichy.

Le sommeil reparaît dès la seconde nuit.

Les douleurs se calment (lait de bismuth).

Le nombre des vomissements va en diminuant progressivement.

Le 1er *et* 2 *novembre* elle n'a vomi que deux fois dans la journée.

Le 3, pas de vomissements.

On ordonne de la viande crue, du poisson et des œufs.

La malade sort le 15 novembre, ni les douleurs ni les vomissements n'ont reparu.

Il en était de même six mois après sa sortie de l'hôpital.

OBSERVATION X (Personnelle).

Dilatation de l'estomac chez une hystérique. — Traitement par le lavage. — Amélioration.

Mélanie C..., veilleuse à l'hôpital Saint-Antoine.

Pas d'antécédents héréditaires, tempérament très nerveux.

Pendant le siège apparition des premières douleurs d'estomac, coliques s'irradiant dans tout l'abdomen. Sensation de brûlure au creux épigastrique. Les digestions sont difficiles, douloureuses; suivies de vertiges, de bourdonnements d'oreilles.

Quelques jours après l'apparition de ces symptômes, tous les matins la malade vomit une petite quantité de liquide acide, peu à peu les vomissements se répètent dans la journée.

Vomissements alimentaires, habituellement presque aussitôt après le repas; quelquefois du sang noir caillé est mêlé aux aliments.

Diarrhée habituelle depuis quelques années. Dégoût prononcé pour la viande; alimentation liquide ayant amené un amaigrissement assez considérable.

Pendent son séjour à la Salpêtrière où elle était soignée pour une coxalgie on fait prendre à la malade du lait, de la glace et la potion de Rivière. Les vomissements disparaissent pendant quelques mois pour reprendre avec une nouvelle intensité ; lait, œufs, arséniate de soude.

Depuis cette époque la malade éprouve des intermittences de bien et de mal ; quelques mois de repos font suite chaque année à un ou deux mois de souffrances.

Depuis le commencement du mois de septembre 1880 ; il y a deux mois environ, aucun aliment solide n'est plus supporté, ils sont tous vomis une heure environ après leur ingestion. Dans l'intervalle des repas, le matin surtout, vomissements de liquide acide (1 à 2 litres dans les vingt-quatre heures).

Douleurs très vives dans la région épigastrique, point xiphoïdien et point dorsal correspondant ; sensation de brulure, de pincement, de plénitude de l'estomac.

L'estomac est douloureux à la palpation, distendu ; il descend jusqu'au niveau de l'ombilic et renferme au moment de l'examen une quantité notable de liquide.

Diagnostic. — Dilatation de l'estomac de nature hystérique.

Le 15 novembre nous retirons au moyen du siphon 400 grammes de liquide, nous pratiquons le lavage avec un litre d'eau de Vichy artificielle. Augmentation des douleurs après l'opération. Le soir vomissements liquides.

Le lavage pratiqué tous les jours amène bientôt une amélioration très notable.

Les vomissements sont moins fréquents, la quantité de liquide rendu moins grande, les douleurs se calment et l'appétit reparaît. La malade est en bonne voie de guérison ; lorsqu'après un mois de traitement elle refuse de continuer.

OBSERVATION XI (Personnelle).

Dilatation d'origine hystérique. — Guérison.

Elisa M..., entrée le 11 octobre 1880, dans le service de M. le Dr Dujardin-Beaumetz, salle Ste-Agathe, lit n° 2.

Plusieurs membres de sa famille ont eu des maladies d'estomac ;

une de ses tantes est, dit-elle, morte d'une gastrite. Quant à la malade elle a joui d'une bonne santé jusqu'à ces derniers temps.

Tempérament nerveux ; sensibilité incomplète du côté gauche.

Dans les commencements du mois de mai elle est prise subitement de douleurs partant du creux épigastrique et s'irradiant dans le bas-ventre ; ces douleurs augmentent d'intensité après les repas. Chaque matin elle rend de un à deux verres de liquide avec des filets de sang.

Perte de l'appétit, dégoût pour les aliments, envies de vomir, jamais de vomissements alimentaires ; frissons assez fréquents mais sans fièvre.

L'amaigrissement est considérable ; depuis un mois et demi la malade a perdu 15 livres de son poids.

Des purgatifs répétés, le régime lacté n'ont amené aucune amélioration.

Etat actuel. — L'appétit a complètement disparu, l'affaiblissement et l'amaigrissement ont fait des progrès énormes ; la langue est large, recouverte d'un enduit blanchâtre.

Les vomissements liquides se produisent quatre ou cinq fois dans le jour ; toujours quelques filets de sang le matin.

L'estomac est peu douloureux à la pression, il est augmenté de volume et rempli de liquide ; pas de traces de tumeur.

Cependant, en présence des symptômes graves que l'on observe, état cachectique très prononcé, présence de sang dans le liquide vomi chaque matin, M. le Dr Beaumetz hésite à porter le diagnostic de dilatation simple de l'estomac.

Le lavage est pratiqué pour la première fois le 13 novembre. Difficultés assez grandes pour l'introduction du tube. L'opération réussit cependant, et on injecte une solution de sulfate de soude (5 grammes pour 1000) dans l'estomac ; le liquide est rendu par le vomissement. Peu à peu les difficultés disparaissent et après la troisième séance, l'introduction du tube ne fait plus éprouver à la malade ni nausées, ni efforts de vomissements.

Le 20. Toute trace de sang a disparu, la quantité de liquide rendu se réduit à un verre environ dans les vingt-quatre heures. L'appétit est revenu: la malade prend dans du bouillon 200 grammes de viande crue dont la digestion produit encore quelques crises gastralgiques. Le lait est parfaitement supporté.

A la fin du mois, les douleurs et les vomissements ont disparu; l'embonpoint et les forces vont en augmentant progressivement.

Un mois après le début du traitement, la guérison peut-être considérée comme complète; on ne trouve plus à la percussion aucun signe de la dilatation de l'estomac. La malade que nous avons revue au mois de septembre 1881, un an après sa sortie de l'hôpital, nous a affirmé que depuis cette époque, elle n'avait éprouvé aucun accident du côté de l'estomac.

OBSERVATION XII (Personnelle).

Dilatation de l'estomac chez une hystérique. — Traitement par le lavage. — Guérison.

Eugénie B.., âgée de 16 ans, entrée le 5 octobre 1880, salle Sainte-Agathe, lit n° 26, hôpital Saint-Antoine.

Antécédents nerveux du côté du père et de la mère; accidents très manifestes depuis déjà longtemps, jamais d'attaques.

La malade commence à vomir dès l'âge de 6 ans.

Vomissements alimentaires aussitôt après les repas. Pas de vomissements de sang. Quelques vomissements liquides.

Elle est conduite plusieurs fois à la consultation de Sainte-Eugénie où l'on prescrit divers traitements qui n'amènent aucune amélioration.

Après quatre ans passés à la campagne, l'état de la malade s'est amélioré, les vomissements sont moins fréquents.

Elle mange beaucoup, surtout du pain, et elle éprouve le besoin de remplacer les aliments rendus par le vomissement presque aussitôt après leur expulsion.

Vertiges, maux de tête, troubles de la vue.

A son entrée à l'hôpital la malade vomit tout ce qu'elle prend et dans l'intervalle des repas, le matin surtout, elle rend par la bouche un liquide filant d'une odeur acide prononcée et dont la quantité varie de un litre et demi à deux litres par jour.

L'estomac n'est pas douloureux à la pression, il se dessine au-dessous des muscles abdominaux et descend un peu au-dessous de l'ombilic.

L'amaigrissement est considérable, il a été rapide surtout depuis quelques mois.

Les douleurs d'estomac n'ont jamais été bien vives.

Premier lavage le 6 octobre au moyen de la pompe de Collin, que nous préférons ici à cause de l'ancienneté de la maladie.

Solution de sulfate de soude.

Régime lacté, un œuf le soir ; après la troisième séance, ni l'œuf, ni le lait ne sont vomis. Le travail de la digestion est pénible.

Le malade vomit un grand verre d'eau le soir et autant le matin.

Le 15 novembre plus de vomissements. Progressivement on donne de la viande et des légumes, du pain en assez grande quantité.

Le mieux se maintient jusqu'au 6 novembre, jour où les parents veulent faire sortir leur enfant malgré les conseils de M. Beaumetz.

Mauvaise alimentation, excès d'aliments, légumes et pain surtout.

Les vomissements reparaissent et la malade entre de nouveau à l'hôpital huit jours après en être sortie.

Nous reprenons le traitement qui est coutinué pendant un mois tous les jours et tous les deux jours pendant la première moitié du mois suivant.

La malade sort guérie.

Depuis elle est venue de temps en temps donner de ses nouvelles.

Les accidents n'ont pas reparu quatre mois après sa sortie de l'hôpital.

CONCLUSIONS

1° La dilatation de l'estomac est une affection essentiellement chronique qui fait ressentir son influence fâcheuse sur l'organisme tout entier.

2° Le lavage de l'estomac nous prraît indiqué dans tous les cas de dilatation de cet organe, quelle que soit, d'ailleurs, la cause de cette dilatation. Il sera curatif dans un grand nombre de cas, simplement palliatif dans d'autres (cancer).

3° Dans les cas de dilatation ancienne et considérable, l'emploi de la pompe nous paraît devoir être préféré à celui du siphon.

4° Les liquides qui nous ont donné les meilleurs résultats sont : l'eau de Vichy naturelle et les solutions de sulfate et de bicarbonate de soude à une température peu élevée.

5° Le lavage de l'estomac nous paraît être la meilleure méthode de traitement à appliquer à la dilatation de cet organe.

BIBLIOGRAPHIE.

Dujardin-Beaumetz. — Leçons de clinique thérapeutique, 1880.

Germain Sée. — Des dyspepsies gastro-intestinales, 1881.

Brinton. — Traité des maladies de l'estomac (traduction Riant).

Duplay. — Archives de médecine, 1833.

Trousseau. — Clinique médicale de l'Hôtel-Dieu.

Faucher. — Thèse de Paris, 1881.

Furstner et Neffel. — Centralbatt. f. med, n° 21, 1876.

Leven. — Traité des maladies de l'estomac.

Riant. — Des maladies de l'estomac d'après les travaux anglais (Archives 1870).

Küssmaul. — Traitement de la dilatation de l'estomac au moyen de la pompe (Archives gén. de méd., 6ᵉ série, 1870, t. XV, p. 445).

Rilliet. — Mémoire sur la dilatation de l'estomac, Gaz. hebd. de médecine et de chir., 1859, p. 262.

C. Furtner. — Berlin. Klin Woch., n° 11, p. 141, 1876.

Hilton Fagge. — De la dilatation aiguë de l'estomac. (Gup's hospital reports, 3ᵉ série, t. XVIII, p. 1). In Revue des Sciences médicales, 1873, t. II, p. 1843.

Snedow. — Cas de dilatation de l'estomac traité avec succès par l'emploi de la pompe stomacale. Brit. nad. journal, 10 janvier 1880, p. 51.

Dictionnaire de médecine et de chirurgie pratiques, article Estomac.

Louradoul-Ponteil. — Thèse Paris, 1873,

Franz Peuzoldt. — Die magenerweiterung Br. Erlanger, 1875. (Dilatation de l'estomac, étude clinique). In Revue des sciences médicales, t. VII, p. 137.

Leube .— Zur Diagnose der Magendilatation. Deutsch. Arch. Klin. méd,, vol. XVI.

Casimir Renault. — Essai sur les contre-poisons de l'arsenic. Thèse Paris, an X, n° 39.

Lafargue. — De la déplétion mécanique de l'estomac au moyen de la pompe stomacale. Bulletin de thérapeutique, t. XXII, p. 507.

Paris. — Typ. A. Parent, Imprim. de la Faculté de méd. r. M. le-Prince, 31.
A. Davy, Successeur.